Beate Naumer

Lernkarten
Gesundheits- und Krankenpflege

zur Prüfungsvorbereitung

4. Auflage

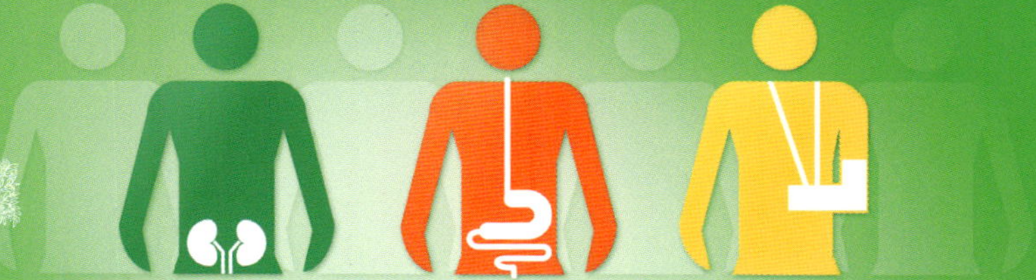

ELSEVIER
Urban & Fischer

Elsevier GmbH, Hackerbrücke 6, 80335 München, Deutschland
Wir freuen uns über Ihr Feedback und Ihre Anregungen an books.cs.muc@elsevier.com

ISBN 978-3-437-28213-3

4. Auflage 2019

Wichtiger Hinweis für den Benutzer
Ärzte/Praktiker und Forscher müssen sich bei der Bewertung und Anwendung aller hier beschriebenen Informationen, Methoden, Wirkstoffe oder Experimente stets auf ihre eigenen Erfahrungen und Kenntnisse verlassen. Bedingt durch den schnellen Wissenszuwachs insbesondere in den medizinischen Wissenschaften sollte eine unabhängige Überprüfung von Diagnosen und Arzneimitteldosierungen erfolgen. Im größtmöglichen Umfang des Gesetzes wird von Elsevier, den Autoren, Redakteuren oder Beitragenden keinerlei Haftung in Bezug auf jegliche Verletzung und/oder Schäden an Personen oder Eigentum, im Rahmen von Produkthaftung, Fahrlässigkeit oder anderweitig, übernommen. Dies gilt gleichermaßen für jegliche Anwendung oder Bedienung der in diesem Werk aufgeführten Methoden, Produkte, Anweisungen oder Konzepte.

Für die Vollständigkeit und Auswahl der aufgeführten Medikamente übernimmt der Verlag keine Gewähr.
Geschützte Warennamen (Warenzeichen) werden in der Regel besonders kenntlich gemacht (®). Aus dem Fehlen eines solchen Hinweises kann jedoch nicht automatisch geschlossen werden, dass es sich um einen freien Warennamen handelt.

Bibliografische Information der Deutschen Nationalbibliothek
Die Deutsche Nationalbibliothek verzeichnet diese Publikation in der Deutschen Nationalbibliografie;
detaillierte bibliografische Daten sind im Internet über http://www.d-nb.de/ abrufbar.

19 20 21 22 23 5 4 3 2 1

Um den Textfluss nicht zu stören, wurde bei Patienten und Berufsbezeichnungen die grammatikalisch maskuline Form gewählt. Selbstverständlich sind in diesen Fällen immer alle Geschlechter gemeint.

Planung: Julia Lux, München
Projektmanagement: Nicole Kopp, München
Redaktion: Ulrike Frühwald, Hamburg
Satz: abavo GmbH, Buchloe
Druck und Bindung: Drukarnia Dimograf Sp. z o.o., Bielsko-Biała/Polen
Titelbild und Umschlaggestaltung: SpieszDesign, Neu-Ulm

Aktuelle Informationen finden Sie im Internet unter **www.elsevier.de**

Mit den Lernkarten Gesundheits- und Krankenpflege ist Lernen kinderleicht!

Ob Themenbereiche wie Pflegewissenschaft und Gesundheitsförderung oder Unterstützung in verschiedenen Pflegesituationen – mit den **Frage-Antwort-Lernkarten** ist das Erlernen der wichtigsten Grundlagen und Pflegetechniken für Auszubildende der Berufe in der Kinder-, Erwachsenen und Altenpflege kein Problem mehr!
Die Inhalte und Fragen der Lernkarten orientieren sich eng an den großen Lehrbüchern für die Pflegeausbildung. Sämtliche Inhalte sind **prüfungsrelevant** und eignen sich so optimal zur Vorbereitung auf das schriftliche und mündliche Examen.
Auf der Vorderseite der Lernkarte lesen Sie einen kurzen Einführungstext zum Thema und eine Frage. Auf der Rückseite finden Sie die Antwort sowie Erläuterungen zu Fachbegriffen. Verweise auf andere Lernkarten dienen der Vernetzung von Inhalten; dies erleichtert Ihnen das Lernen zusätzlich. Wichtiges und Fachbegriffe sind **fett** ausgezeichnet. Die **Pflegediagnosen von Gordon** sind mit einem (P) gekennzeichnet. Die Kartennummer steht rechts oben auf der Karte, die Anzahl der Karten pro Kapitel ist rechts unten angegeben (z. B. 2/4 → 2. Karte von 4 in Kapitel 1). Durch diese übersichtliche Kartennummerierung können Sie die Karten zum Wiederholen jederzeit nach hinten sortieren und an der richtigen Stelle leicht wieder einordnen.
Nun kann's losgehen!

Viel Spaß beim Lernen und viel Erfolg bei der Prüfung!

Benutzerhinweise

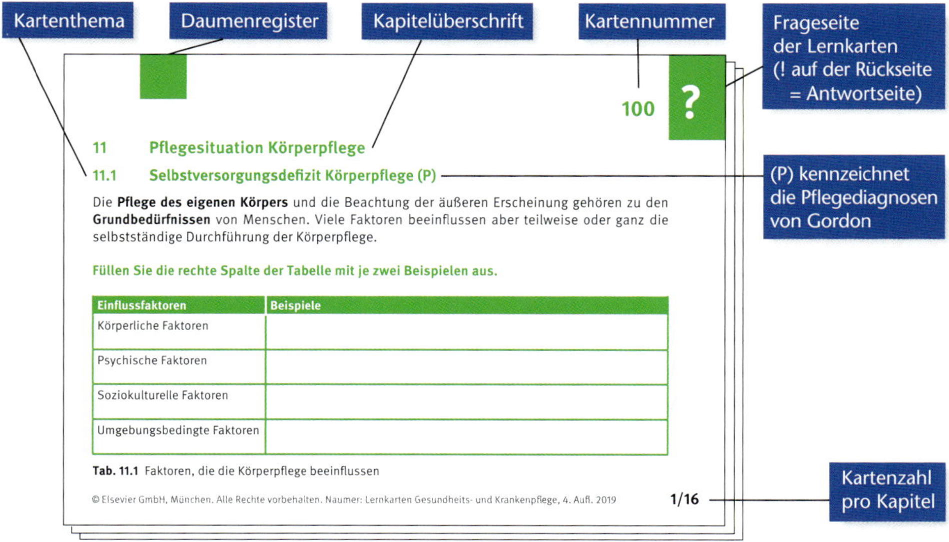

11 Pflegesituation Körperpflege

11.1 Selbstversorgungsdefizit Körperpflege (P)

Die **Pflege des eigenen Körpers** und die Beachtung der äußeren Erscheinung gehören zu den **Grundbedürfnissen** von Menschen. Viele Faktoren beeinflussen aber teilweise oder ganz die selbstständige Durchführung der Körperpflege.

Füllen Sie die rechte Spalte der Tabelle mit je zwei Beispielen aus.

Einflussfaktoren	Beispiele
Körperliche Faktoren	
Psychische Faktoren	
Soziokulturelle Faktoren	
Umgebungsbedingte Faktoren	

Tab. 11.1 Faktoren, die die Körperpflege beeinflussen

1/16

Inhaltsverzeichnis

Abkürzungsverzeichnis

A.	Arterie
AM	Arzneimittel
i. m	intramuskulär
i. v.	intravenös
Min.	Minute
n. AV.	nach Arztverordnung
Sek.	Sekunde
Std.	Stunde
↑	erhöht
↓	erniedrigt
›	über, mehr als
‹	unter, weniger als

Weiterführende Internetadressen

www.basale-stimulation.de
www.bika.de
www.bzga.de
www.dags.de
www.dbsv.org
www.deutscher-kinderhospizverein.de
www.dge.de
www.dghm.de
www.dgk.de
www.dgpalliativmedizin.de
www.dgss.de
www.dnqp.de
www.dhpv.de
www.ibita.org
www.ilco.de
www.integrative-validation.de
www.kinaesthetics.com
www.rki.de
www.schwerhoerigen-netz.de

Alle im gesamten Werk aufgeführten Internet-Seiten wurden zuletzt am 8.11.2018 abgerufen.

1 Pflege als Wissenschaft

1.1 Professionelles Pflegehandeln

Der Begriff **Profession** bezeichnet einen Beruf, der ein besonderes Wissen benötigt, um die wichtigen Werte einer Gesellschaft zu vertreten und auszuführen. Dafür erhält diese Profession von der Gesellschaft bestimmte Privilegien, z.B. Selbstständigkeit in der Durchführung bestimmter Tätigkeiten. Im Rahmen dieser Professionalisierung entwickelt sich derzeit der Pflegeberuf.

Erläutern Sie drei Kriterien, die den Unterschied zwischen der Selbstpflege, der Laienpflege und der beruflichen (professionellen) Pflege deutlich machen.

1.1 Professionelles Pflegehandeln

Selbstpflege

- zielgerichtete verantwortungsvolle Pflege der eigenen Person
- wird aufgrund des eigenen persönlichen Wissens ausgeführt
- dient dazu, das eigene Wohlbefinden zu erhalten oder wiederherzustellen

Laienpflege

- freiwillige Pflege anderer Menschen, z. B. Angehöriger/Bekannter
- wird aufgrund des persönlichen und erworbenen Wissens durchgeführt
- dient der Betreuung, Hilfestellung und Begleitung bei pflegerischen Bedürfnissen

Berufliche Pflege

- prozess- und fallorientierte, qualifizierte Pflege vorwiegend fremder Personen
- wird mit speziellem Fachwissen aus pflegewissenschaftlichen Erkenntnissen durchgeführt
- dient dem Erkennen und adäquaten Handeln in pflegerelevanten Situationen von der Prävention über die Kuration und Rehabilitation bis zur Palliation
- wird auch als professionelle Pflege bezeichnet

1 Pflege als Wissenschaft

1.2 Pflegewissenschaft und -forschung

Grundlage der Disziplin Pflege ist die **Pflegewissenschaft** mit ihren Bezugswissenschaften. Sie ist eine empirisch orientierte Wissenschaft, die pflegerelevante **Phänomene** untersucht und erklärt. Die gewonnenen Erkenntnisse werden überprüft und weitergegeben.

Ergänzen Sie die Textpassage mit den unten stehenden Begriffen.

Pflegewissenschaftliche Erkenntnisse werden in allen _____ der Pflege deutlich. Im Pflegemanagement sind z. B. Erkenntnisse zum _____ und _____ einer Institution hilfreich. Die Pflegepädagogik nutzt vor allem Erkenntnisse über die Gestaltung von _____ für den Unterricht. Auch in der Pflegepraxis wird das Wissen aus Forschungsergebnissen genutzt. Als Beispiel können hier die nationalen _____ des DNQP dienen. Pflegeforschung beschäftigt sich mit der Entwicklung von wissenschaftlich gesichertem _____, um die _____ zu sichern und zu verbessern.

Expertenstandards, Grundlagenwissen, Handlungsfeldern, Leiten, Lernprozessen, Führen, Pflegequalität

1.2 Pflegewissenschaft und -forschung

Pflegewissenschaftliche Erkenntnisse werden in allen Handlungsfeldern der Pflege deutlich. Im Pflegemanagement sind z. B. Erkenntnisse zum Führen und Leiten einer Institution hilfreich. Die Pflegepädagogik nutzt vor allem Erkenntnisse über die Gestaltung von Lernprozessen für den Unterricht. Auch in der Pflegepraxis wird das Wissen aus Forschungsergebnissen genutzt. Als Beispiel können hier die nationalen Expertenstandards des DNQP dienen. Pflegeforschung beschäftigt sich mit der Entwicklung von wissenschaftlich gesichertem Grundlagenwissen, um die Pflegequalität zu sichern und zu verbessern.

Ergänzung

Bezugswissenschaften: Als Bezugswissenschaften der Pflegewissenschaft gelten die Sozial-, die Rechts- und die Naturwissenschaften.
DNQP: Deutsches Netzwerk für Qualitätsentwicklung in der Pflege
Empirie: (griech. *empireia*) Erfahrung/Erfahrungswissen (durch Beobachtungen und Befragungen)
Pflegephänomene → K 20
Pflegestandards → K 24

1 Pflege als Wissenschaft

1.3 Forschungsprozess

Zu Beginn einer Forschungsarbeit steht immer der Wunsch nach einem **Erkenntnisgewinn.** Demnach folgt eine Forschungsarbeit einem strukturierten Ablauf, den man als **Forschungsprozess** bezeichnen kann. Dieser beinhaltet verschiedene Schritte, die linear oder als Regelkreis dargestellt werden können.

Nennen und erläutern Sie die wichtigsten Schritte eines Forschungsprozesses.

1.3 Forschungsprozess

1. **Forschungsfragen aufstellen:** Ausgangssituation, Idee, Problemstellung oder Anlass beschreiben, Forschungsziel formulieren
2. **Literatur und aktuelle Datenlagen bearbeiten:** einen theoretischen Rahmen festlegen, Forschungsfragen konkretisieren, Hypothesen bilden
3. **Forschungsdesign erstellen** (Untersuchungsplan): einen Vortest durchführen
4. **Erhebung der Daten,** z. B. durch präzise Beobachtungen, konkrete Messungen oder Einschätzungen mithilfe eines Fragebogens
5. **Daten auswerten:** Schlussfolgerungen ziehen
6. **Veröffentlichung** der Methoden und Ergebnisse **verwerten**

Ergänzung

Evidence-based Nursing (EBN) hat sich aus der Medizin entwickelt *(evidence-based medicine)* und fasst die **derzeit besten wissenschaftlichen Beweise** (engl. *evidence*) zusammen. Dabei werden die Perspektiven der Pflegefachpersonen, des Patienten und der jeweilige institutionelle Rahmen berücksichtigt.

Mayer, H.: Pflegeforschung kennenlernen: Elemente und Basiswissen, Wien, 7. Aufl. 2018.

1 Pflege als Wissenschaft

1.4 Wissenschaftliche Grundbegriffe

Pflegewissenschaft und Pflegepraxis beeinflussen sich gegenseitig. So kann die Überprüfung der Wirksamkeit von Pflegemaßnahmen und die Auseinandersetzung mit pflegerelevanten Phänomenen die Pflegequalität verbessern. Kenntnisse zur Pflegewissenschaft sind Grundlage für professionelles Handeln.

Erläutern Sie die folgenden Begriffe:

1. Assessment
2. Reliabilität
3. Validität
4. Wissenschaft
5. angewandte Forschung
6. Alltagswissen
7. Paradigma
8. Deduktion
9. Hermeneutik
10. empirisch

1.4 Wissenschaftliche Grundbegriffe

1. **Assessment:** Einschätzung/Beurteilung mittels standardisierter Methoden
2. **Reliabilität:** Wiederholbarkeit
3. **Validität:** Gültigkeit
4. **Wissenschaft:** Fähigkeit, Wissen durch Beweisverfahren zu erklären, zu systematisieren, zu überprüfen, sowie Theoriebildung und Veröffentlichung
5. **angewandte Forschung:** bearbeitet Fragen zur Veränderung oder Verbesserung einer (Pflege-)Situation
6. **Alltagswissen:** dient der Orientierung im Leben, unmittelbare Erfahrung, persönliche Ansicht, subjektive Theorien, unsystematische Herleitung
7. **Paradigma:** Denkstil
8. **Deduktion:** von allgemeinen Schlussregeln zur Einzelaussage
9. **Hermeneutik:** Lehre vom Verstehen, Deuten, Auslegen; Erfassen menschlicher Verhaltensäußerungen
10. **empirisch:** aus der Erfahrung, durch systematische Beobachtung

1 Pflege als Wissenschaft

1.5 Forschungsansätze und Methoden

In der Pflegeforschung werden der **qualitative** und der **quantitative** Ansatz für das Erarbeiten von pflegewissenschaftlichen Erkenntnissen genutzt.

Ordnen Sie die unten aufgeführten Begriffe den beiden Methoden zu.

Qualitativer Ansatz	Quantitativer Ansatz

Tab. 1.1 Vergleich von Forschungsansätzen

Sozialwissenschaften, große Stichproben, interpretativ, geschlossene Fragen, induktiv, Naturwissenschaften, subjektive Wahrheit, statistische Analysen, deduktiv, offene Fragen, erfassbar und messbar, kleine Untersuchungszahlen, objektive Wirklichkeit, Sinnzusammenhang verstehen

1.5 Forschungsansätze und Methoden

Qualitativer Ansatz	Quantitativer Ansatz
Sozialwissenschaften	Naturwissenschaften
subjektive Wahrheit	objektive Wirklichkeit
interpretativ	erfassbar und messbar
kleine Untersuchungszahlen	große Stichproben
offene Fragen	geschlossene Fragen
Sinnzusammenhang verstehen	statistische Analysen
induktiv	deduktiv

Tab. 1.1 Vergleich von Forschungsansätzen

2 Pflegetheorien und Modelle

2.1 Theorien und Modelle

Wichtig für die professionelle Pflege sind **Pflegetheorien** und **-modelle.** Durch diese im Team oder in der Institution vereinbarten theoretischen Hintergründe wird ein Bezugsrahmen für die Pflegepraxis geschaffen.

Ergänzen Sie die Textpassage mit den unten stehenden Begriffen.

Eine Pflegetheorie _____ oder _____ z. B. ein bestimmtes pflegerisches Phänomen. Sie ist ein Teil der _____ und auf einer hohen Abstraktionsebene angesiedelt. Dabei ordnet sie _____ zusammengehörende Bereiche. Ein Pflegemodell stellt oft _____ ein Problem oder eine Handlung vor dem Hintergrund einer _____ dar. Pflegetheorien und -modelle beschäftigen sich v. a. mit den Phänomenen des _____, der Umwelt, der Gesundheit und der _____.

Pflege bzw. den Pflegehandlungen, vereinfacht, beschreibt, systematisch, Menschenbilds, erklärt, wissenschaftlichen Forschung, Theorie

2.1 Theorien und Modelle

Eine Pflegetheorie beschreibt oder erklärt z. B. ein bestimmtes pflegerisches Phänomen. Sie ist ein Teil der wissenschaftlichen Forschung und auf einer hohen Abstraktionsebene angesiedelt. Dabei ordnet sie systematisch zusammengehörende Bereiche. Ein Pflegemodell stellt oft vereinfacht ein Problem oder eine Handlung vor dem Hintergrund einer Theorie dar. Pflegetheorien und -modelle beschäftigen sich v. a. mit den Phänomenen des Menschenbilds, der Umwelt, der Gesundheit und der Pflege bzw. den Pflegehandlungen.

Ergänzung

Menschenbild: Auseinandersetzung mit der Frage „Was ist der Mensch und welche Merkmale zeichnen ihn aus?"; bezeichnet die individuelle, durch zahlreiche Einflüsse geprägte Grundhaltung dem Menschen gegenüber. Die Begriffe Theorie, Modelle und konzeptionelle Modelle werden häufig synonym verwendet. Als Konzept kann auch ein Entwurf oder Plan angesehen werden, der sich mit einzelnen Phänomenen beschäftigt und Teil einer Theorie ist.
Pflegephänomene erkennen → K 20
Pflegeverständnis: persönliche Einstellung/Haltung zur Durchführung von Pflege und zum Beruf
Berufsverständnis: festgelegte Zuschreibungen durch Berufsorganisationen und Verbände von außen

2 Pflegetheorien und Modelle

2.2 Das Lebensmodell nach Roper, Logan, Tierney

Die theoretische Grundlage des Modells geht auf Virginia Henderson zurück, die bereits in den 1960er Jahren ihre Aufstellung der 14 **Grundbedürfnisse** des Menschen vorstellte. N. Roper, W. Logan und A. Tierney modifizierten diesen Ansatz und entwickelten ein **bedürfnistheoretisches Modell** auf der Grundlage der Aktivitäten des Lebens.

Erläutern Sie kurz das Lebensmodell und setzen Sie dabei die fünf unten aufgeführten Hauptkomponenten miteinander in Beziehung.

1. Lebensaktivitäten (LA)
2. Lebensspanne
3. Unabhängigkeits-/Abhängigkeitskontinuum
4. Faktoren, welche die LA beeinflussen
5. Verständnis von individueller Pflege

2.2 Das Lebensmodell nach Roper, Logan, Tierney

Das menschliche Leben umfasst das pränatale Stadium über die Geburt bis zum Tod. Diese **Lebensspanne** (2) begleiten verschiedene Entwicklungsprozesse. Innerhalb dieser Lebensspanne hat der Mensch das notwendige Bedürfnis, verschiedene **Lebensaktivitäten** (1) auszuüben. Dazu gehören z. B. außer dem „Atmen" auch „Essen und Trinken". Während der Lebensspanne beeinflussen aber viele **Faktoren** (4) die teilweise oder völlige selbstständige Ausübung dieser Bedürfnisse. Ursache können u. a. körperliche, psychologische oder ökologische Faktoren sein. Hier befindet sich der Mensch in einem persönlichen **Unabhängigkeits-/Abhängigkeitskontinuum** (3) von anderen Personen, insbesondere auch von Pflegenden.
Die **individuelle Pflege** (5) hat die Aufgabe, im Rahmen des Pflegeprozesses systematisch vorzugehen und einen individuellen Pflegeplan aufzustellen. Alle im Zusammenhang mit den Lebensaktivitäten auftretenden Probleme sollen vermieden, gelöst, gelindert oder bewältigt werden. Dabei ist der Mensch in seiner Selbstständigkeit zu stärken und zu unterstützen.

Ergänzung

Pflegeprozess → K 17

Roper, N.; Logan, W.: Das Roper-Logan-Tierney-Modell: Basierend auf den Lebensaktivitäten (LA), Basel, 2016.

2 Pflegetheorien und Modelle

2.3 Die Selbstpflegedefizittheorie nach Orem

Die amerikanische Pflegetheoretikerin D. Orem entwickelte die **Selbstpflegedefizittheorie** Mitte des 20. Jahrhunderts. Viele Einrichtungen haben die Grundlagen dieser Theorie in ihr Pflegeleitbild übernommen.

Ergänzen Sie die Textpassage mit den unten stehenden Begriffen.

Nach Orem haben Menschen die Möglichkeit, ihre _____ bewusst für sich selbst auszuführen. Sie entwickeln die _____, ihren Selbstpflegebedarf zu erkennen und regulierend einzusetzen. Diese Erfordernisse zeigen sich z. B. bei der _____ oder bei der _____. Die Beeinträchtigung der Fähigkeiten beschreibt Orem als _____. Professionelle Pflege wird dann nötig, wenn der eigene _____ und die Selbstpflegeerfordernisse nicht in Einklang gebracht werden können. Die Unterstützung durch Pflegende kann dann vollständig, teilweise kompensatorisch oder aber auch _____ sein.

Ausscheidung, anleitend/unterstützend, Selbstpflegedefizit, Vorbeugung von Risiken, Handlungsbedarf, Selbstpflege, Kompetenz

2.3 Die Selbstpflegedefizittheorie nach Orem

Nach Orem haben Menschen die Möglichkeit, ihre Selbstpflege bewusst für sich selbst auszuführen. Sie entwickeln die Kompetenz, ihren Selbstpflegebedarf zu erkennen und regulierend einzusetzen. Diese Erfordernisse zeigen sich z. B. bei der Ausscheidung oder bei der Vorbeugung von Risiken. Die Beeinträchtigung der Fähigkeiten beschreibt Orem als Selbstpflegedefizit. Professionelle Pflege wird dann nötig, wenn der eigene Handlungsbedarf und die Selbstpflegeerfordernisse nicht in Einklang gebracht werden können. Die Unterstützung durch Pflegende kann dann vollständig, teilweise kompensatorisch oder aber auch anleitend/unterstützend sein.

Ergänzung

Orem, D.: Strukturkonzepte der Pflegepraxis, Berlin, Wiesbaden, 1997.

2 Pflegetheorien und Modelle

2.4 Die psychodynamische Pflegetheorie nach Peplau

Die amerikanische Pflegetheoretikerin H. Peplau bezeichnet Pflege u.a. als einen therapeutischen und interpersonalen Prozess. Im Mittelpunkt ihrer **Interaktionstheorie** beschreibt sie die verschiedenen Phasen und Rollenübernahmen in der Beziehung von Pflegenden und Patienten. Sie entwickelte ihre Theorie ab den 1950er Jahren.

Füllen Sie die Spalten der Tabelle aus.

Phasen der Beziehung	Phase der Orientierung	Phase der Identifikation	Phase der Nutzung	Phase der Ablösung
Erklärung				

Tab. 2.1 Die psychodynamische Theorie nach Peplau

2.4 Die psychodynamische Pflegetheorie nach Peplau

Phasen der Beziehung	Phase der Orientierung	Phase der Identifikation	Phase der Nutzung	Phase der Ablösung
Erklärung	Der Mensch sucht in seiner Situation Beistand, möchte Fragen klären und ernst genommen werden.	Der Mensch identifiziert sich mit Pflegenden, die ihm Hilfe anbieten = Beziehungsaufnahme.	Der Mensch zieht seinen Nutzen aus dem Hilfsangebot der Pflegenden, Bedürfnisse vermischen sich.	Der Mensch entwickelt eine zunehmende Selbstständigkeit und löst seine Beziehung zu den Pflegenden.

Tab. 2.1 Die psychodynamische Theorie nach Peplau

Ergänzung

Peplau, H.: Zwischenmenschliche Beziehungen in der Pflege, Bern, 2. Aufl. 2009.

3 Pflege als kommunikativer Prozess

3.1 Information und Kommunikation

Methoden der Kommunikation mit Patienten und ihren Angehörigen umfassen gezielte Information, Beratung, Anleitung und Schulung im pflegerischen Alltag. Während eine **Information** lediglich Sachinhalte weitergibt, besteht **Kommunikation** aus einer Interaktion und einem „In-Verbindung-Stehen" mit dem Gegenüber. Das kann verbal und nonverbal erfolgen.

Nennen Sie drei Beispiele einer nonverbalen Kommunikation. Erläutern Sie, wie verbale und nonverbale Kommunikation zusammenhängen.

3.1 Information und Kommunikation

Nonverbale Kommunikation

1. **Körperhaltung:** Art und Weise, wie der Mensch seinen Körper zeigt
2. **Mimik:** Gesichtsausdruck
3. **Gestik:** Gebärden mit Armen und Beinen

- Nonverbale Verhaltensweisen sind teilweise angeboren (Säugling verzieht das Gesicht bei dem Geschmack von bitter/süß), teilweise erworben (Gestik). Sie signalisieren häufig Gefühle.
- Normalerweise wird die Sprache durch die Körpersprache ergänzt und verstärkt (Kongruenz). Dadurch kann Sprache klarer und eindeutiger vom Gegenüber erfasst werden.
- Verbale Sprache wird meist besser kontrolliert als Körpersprache. In der Interaktion mit dem Patienten ist daher auch auf nonverbale Äußerungen des Gegenübers zu achten.

Ergänzung

Als Oberbegriff für pädagogische Pflegeinterventionen (Informationsübermittlung, Beratung, Anleitung, Schulung) von Patienten und ihren Angehörigen wird häufig von **Edukation** gesprochen.

3 Pflege als kommunikativer Prozess

3.2 Kommunikationsmodelle

Kenntnisse über verschiedene **Kommunikationsmodelle** dienen der **Förderung einer sprachlich-kommunikativen Kompetenz.** Der methodengeleitete, gezielte Einsatz erleichtert die Verständigung untereinander und reflektiert und analysiert kommunikative Prozesse.

Ordnen Sie die nachfolgenden Begriffe den Kommunikationsmodellen von P. Watzlawick, F. Schulz von Thun, C. Rogers, R. Cohn und E. Berne zu.

- Quadrat einer Nachricht (Selbstoffenbarung, Sachinhalt, Appell, Beziehung)
- Man kann nicht nicht kommunizieren.
- Ich-Botschaften
- Transaktionsanalyse
- Echtheit, positive Wertschätzung, Empathie
- Jede Kommunikation enthält einen Inhalts- und einen Beziehungsaspekt.
- kritisches bzw. stützendes Eltern-Ich, vernünftiges bzw. sachliches Erwachsenen-Ich, angepasstes bzw. spontanes Kindheits-Ich
- themenzentrierte Interaktion

3.2 Kommunikationsmodelle

- **F. Schulz von Thun:** Quadrat einer Nachricht (Selbstoffenbarung, Sachinhalt, Appell, Beziehung)
- **P. Watzlawick:** Man kann nicht nicht kommunizieren. Jede Kommunikation enthält einen Inhalts- und einen Beziehungsaspekt.
- **R. Cohn:** Ich-Botschaften; themenzentrierte Interaktion
- **E. Berne:** Transaktionsanalyse; kritisches bzw. stützendes Eltern-Ich, vernünftiges bzw. sachliches Erwachsenen-Ich, angepasstes bzw. spontanes Kindheits-Ich
- **C. Rogers:** Echtheit, positive Wertschätzung, Empathie

Ergänzung

Eine erfolgreiche **Gesprächsführung** setzt sich aus vielen Aspekten der Kommunikationsmodelle zusammen. Sie besteht generell aus aktivem Zuhören, Blickkontakt, Rückfragen, Rückmeldungen (Feedback) und der kongruenten nonverbalen Kommunikation.

3 Pflege als kommunikativer Prozess

3.3 Beratung

Beratung in der Pflege ist ein gemeinsamer **Prozess** zwischen Pflegefachperson und Patienten bzw. ihren Bezugspersonen. Ziel ist es, einen Menschen in die Lage zu versetzen, seine Probleme selbst zu lösen bzw. dementsprechend seine Entscheidungen selbstbestimmt zu treffen.

Nennen Sie Rahmenbedingungen für eine Beratung in der Pflege und erläutern Sie die Schritte eines Beratungsprozesses.

3.3 Beratung

Rahmenbedingungen

- Beratungsanlass eruieren
- geschützter Raum, ausreichender und klarer Zeitrahmen
- gezielte Vorgehensweise
- Vorbedingungen einbeziehen: Kenntnisse des Patienten und der Bezugspersonen, Motivation, individuelle Bewältigungsmöglichkeiten
- strukturierte Angebote, ggf. Medien mit einbeziehen, z. B. Broschüren

Beratungsprozess

- **Beziehung herstellen:** Kontaktaufnahme, Vertrauensbasis
- **Objektiven Beratungsbedarf** und **subjektive Beratungsbedürfnisse erfassen:** Analyse der Gesamtsituation, Einflussfaktoren erkennen, Gefühle wahrnehmen
- **Beratungsziele aushandeln:** Erkenntnisse zusammenfassen, Handlungsoptionen vorstellen
- **Lösungen entwickeln:** Wünsche einbeziehen, Bewältigungsprozesse unterstützen, subjektive Deutungen nachvollziehen, Ressourcen und biografischen Kontext bedenken
- **Beratungsprozess reflektieren:** Gesprächsverlauf bewerten, Vereinbarungen treffen
- **Beratung beenden:** Möglichkeiten über weiteren Verlauf der Begleitung aufzeigen, Gespräch bewusst beenden, dokumentieren

3 Pflege als kommunikativer Prozess

3.4 Anleitung

Anleitung in der pflegerischen Praxis bezieht sich zum einen auf die Förderung einer beruflichen Handlungskompetenz von **Auszubildenden** und **neuen Mitarbeitern.** Hier steht der Erwerb praktischer Fähigkeiten im Vordergrund. Zum anderen hat die Anleitung von **Patienten** und ihren **Bezugspersonen** das Ziel, deren (Selbst-)Pflegekompetenz zu fördern.

Erläutern Sie Ihr Vorgehen bei der Durchführung einer gezielten und prozesshaften Anleitung.

3.4 Anleitung

1. **Rahmenbedingungen:** Zeitraum, Dienstplan, Teaminformation, Räumlichkeiten
2. **Bedingungsanalyse:** Analyse des Anleitungs- und Lernbedarfs, der Lernvoraussetzungen, Erfahrungen, Ressourcen, Motivation, Befürchtungen (Lernwiderstände bedenken)
3. **Planung der Anleitung:** Organisation der Rahmenbedingungen, gemeinsame Aufstellung realistischer Ziele, ggf. Beratungsgespräch, Methoden und Medien
4. **Zielplanung:** konkrete Ziele aushandeln, Fernziele aufstellen
5. **Durchführung der Anleitung:** abhängig von der Methode, meist beginnend mit der Demonstrationsphase (zeigen, erklären, begründen), dann folgt die Übungsphase (ausprobieren lassen, unterstützen, wiederholen, Rückmeldungen geben, loben)
6. **Evaluation und Dokumentation:** Nachgespräch, erst Reflexion durch den Patienten, Auszubildenden etc., dann Rückmeldungen (Feedback) durch die Pflegefachperson, Alternativen besprechen, weiteres Vorgehen planen, dokumentieren

Ergänzung

Methoden sind abhängig von der Zielgruppe: Demonstrieren, Üben, Aufgaben lösen etc.
Medien sind schriftliches Informationsmaterial, Broschüren, Hilfsmittel oder Modelle.

3 Pflege als kommunikativer Prozess

3.5 Schulung

Schulung als Teilbereich der Patienten- und Angehörigenedukation beinhaltet die institutionalisierte und regelhafte Form von **Information, Anleitung** und **Beratung.** Auch die Schulung folgt einem prozesshaften Vorgehen.

Erläutern Sie, wann eine Schulung von Patienten und ihren Bezugspersonen notwendig werden kann, und nennen Sie fünf Beispiele.

3.5 Schulung

Schulungsbedarf entsteht, wenn

- ein Wissensdefizit aufgehoben werden soll,
- die Selbstpflegekompetenz gefördert werden soll,
- im Beratungsgespräch deutlich wurde, dass weitere Kenntnisse und Fertigkeiten notwendig sind, und
- ein Hilfsangebot eingefordert wird.

Beispiele für Schulungen

- **Diabetesschulung:** Haut-/Nagelpflege, Injektionstechnik
- **Ernährungsumstellung:** Diäten, Nahrungszubereitung
- **Stoma-/Inkontinenzschulung:** Umgang mit Hilfsmitteln
- **Krebserkrankung:** Umgang mit Nebenwirkungen der Therapie, z. B. Haarausfall
- **Schmerzsituation:** Erlernen entspannungsfördernder Techniken
- **Neugeborenenversorgung:** Stillförderung, Pflegetechniken
- **Elternschulungen:** Erziehungsfragen, Förderung der Entwicklung
- **Atemerkrankungen:** Erlernen von Atemtechniken
- **Allergien:** Umgang mit allergenen Stoffen

3 Pflege als kommunikativer Prozess

3.6 Konfliktmanagement

Ein **Konflikt** ist das Aufeinandertreffen zweier oder mehrerer **unterschiedlicher Positionen,** die sich **gegenseitig ausschließen.** Dabei kann es sich z. B. um Interessens-, Rollen- oder Gewissenskonflikte handeln. Auch im pflegerischen Alltag kann es zu einer Reihe von Konflikten mit Mitarbeitern, Patienten oder deren Angehörigen kommen.

Erläutern Sie die Schritte einer Konfliktlösungsstrategie.

3.6 Konfliktmanagement

1. Möglichst **frühe Intervention,** um Eskalationen des Konflikts zu vermeiden
2. **Eingeständnis des Konflikts:** Bestandsaufnahme, beide Seiten sind bereit, an dem Konflikt konstruktiv zu arbeiten
3. **Rahmenbedingungen organisieren:** störungsfreier Raum, Zeitfaktor, beteiligte Personen
4. **Beschreibung der Konfliktsituation:** Positionen darstellen, ggf. neutralen Diskussionsleiter hinzuziehen
5. **Konflikt versachlichen:** Befreiung von Emotionen/Verallgemeinerungen, Inhalts-/Beziehungsaspekte klären, Analyse und sachliche Beschreibung des Konflikts
6. **Lösungen aushandeln:** vorurteilsfreies Sammeln von Lösungswegen, Lösungen gewichten, Vor- und Nachteile herausstellen, Entscheidungen treffen
7. **Umsetzung:** Vorgehen festlegen (ggf. auf Probe) und festlegen, was geschehen soll, wenn sich die Beteiligten nicht daran halten

Ergänzung

Ziel des Konfliktmanagements ist es, einen Konsens auszuhandeln, der akzeptabel und dauerhaft ist und dem alle Beteiligten zustimmen können, ohne als „Verlierer" aus der Situation zu gehen.
Eskalation: schrittweise Steigerung, siehe auch Umgang mit Beschwerden → K 16
Hilfreich sind grundlegende Kenntnisse über Kommunikationsmodelle → K 11.

3 Pflege als kommunikativer Prozess

3.7 Umgang mit Beschwerden

Beschwerden im pflegerischen Alltag können durch **Patienten** oder ihre **Bezugspersonen** sowie durch andere **Mitarbeiter** erfolgen. Beschwerden werden mündlich oder schriftlich geäußert und verweisen auf ein Fehlverhalten oder eine mangelhafte Leistung. Um diese Belastungen zu bearbeiten und zu bewältigen, ist es sinnvoll, konstruktiv damit umzugehen.

Der Umgang mit Beschwerden folgt einem Prozess. Ordnen Sie die nachfolgenden Aussagen einer sinnvollen Reihenfolge zu.

- Lösungen gemeinsam aushandeln, Hinweise auf den weiteren Verlauf geben
- Beschwerdebearbeitung, Aktionsplan aufstellen
- Gesprächsbereitschaft signalisieren, aktives Zuhören, Reflektieren von Sach- und Beziehungsaspekten
- Ansprechpartner klären, Mitarbeiter informieren
- Evaluation der Ergebnisse
- Annahme der Beschwerde
- Beschwerden auswerten, dokumentieren
- Analyse des Problems durch konstruktive Fragen

3.7 Umgang mit Beschwerden

1. Annahme der Beschwerde
2. Gesprächsbereitschaft signalisieren, aktives Zuhören, Reflektieren von Sach- und Beziehungsaspekten
3. Analyse des Problems durch konstruktive Fragen
4. Ansprechpartner klären, Mitarbeiter informieren
5. Lösungen gemeinsam aushandeln, Hinweise auf den weiteren Verlauf geben
6. Beschwerdebearbeitung, Aktionsplan aufstellen
7. Evaluation der Ergebnisse
8. Beschwerden auswerten, dokumentieren

Ergänzung

Aktives Zuhören, Sach- und Beziehungsaspekte, Kommunikationsmodelle → K 11
Eskalationen vermeiden: Konfliktmanagement → K 15
Ein in der Institution etabliertes Qualitätsmanagement unterstützt und fördert den Umgang mit Beschwerden.

4 Organisation und Planung der Pflege

4.1 Pflegeprozess

Die professionelle **Pflege** und Betreuung von Menschen **folgt** einem **prozesshaften Geschehen.** Je nach Definition von Pflege kann der Pflegeprozess als **Beziehungsprozess** und/oder **Problemlösungsprozess** gesehen werden. Dieser Prozess, der sowohl Ablauf als auch Entwicklung beinhaltet, zeigt sich kreisförmig in verschiedenen Schritten.

Nennen und erläutern Sie die Schritte des Sechs-Phasen-Modells nach Fiechter/Meier.

4.1 Pflegeprozess

1. **Informationssammlung:** Erfassen von Lebensgewohnheiten, Bedürfnissen u. a. durch Aufnahmegespräche, Assessmentinstrumente, Beobachtungen, Aussagen weiterer Personen
2. **Erkennen von Ressourcen und Pflegeproblemen:** Differenzierung der Informationen und Darstellung relevanter Pflegeprobleme bzw. Pflegediagnosen
3. **Festlegung von Pflegezielen:** dienen der Überprüfung der Qualität, sollten spezifisch, realistisch, überprüfbar und terminiert sein
4. **Planung von Pflegemaßnahmen:** Pflegeplanung ist ein Steuerungsinstrument und beschreibt die gezielte Vorgehensweise von pflegerischen Maßnahmen
5. **Durchführung** der geplanten Pflegemaßnahmen
6. **Beurteilung und Bewertung der durchgeführten Maßnahmen:** Überprüfung der Ziele, Soll-Ist-Vergleich, bei Abweichungen Konsequenzen

Ergänzung

Ressourcen werden als Hilfsquellen der Patienten angesehen: Motivation, Fähigkeiten, Wissen, Kräfte, Bezugspersonen, Hilfsmittel etc.

Pflegediagnosen → K 21

Pflegeplanung kann den Pflegeprozess als Planungsstruktur beinhalten. Insgesamt ist der Pflegeprozess aber viel umfassender als die Pflegeplanung.

4 Organisation und Planung der Pflege

4.2 Pflege dokumentieren

Die **Gesamtdokumentation der Pflege** beinhaltet die **Aufzeichnung** und das **Sammeln von Daten,** um den umfassenden pflegerischen Verlauf des Patienten von der Aufnahme bis zur Verlegung bzw. Entlassung darzustellen. Dieses dient der Sicherung von Pflegequalität, ist gesetzlich gefordert und Bestandteil der Sorgfaltspflicht. Beispiele für pflegerische Dokumentationen sind Aufnahme- oder Entlassungsberichte, Beobachtungsbögen und der Pflegebericht.

Nennen Sie vier Kriterien, die Sie beim Umgang mit Dokumentationen beachten, und erläutern Sie die Bedeutung des Pflegeberichts.

4.2 Pflege dokumentieren

Dokumentation

- zeitnah dokumentieren
- nicht Tipp-Ex®, Bleistift, Füller benutzen
- Korrekturen müssen leserlich bleiben, durch einfachen Querstrich kennzeichnen
- Datum, Uhrzeit und Unterschrift einfügen
- der pflegerische Verlauf muss lückenlos, kontinuierlich und klar dokumentiert sein
- Wer, was, wann, wie, wie oft, wo, mit welchem Ziel wurde etwas durchgeführt?

Pflegebericht

- beschreibt die Wirkung pflegerischer Maßnahmen und das aktuelle Befinden der Patienten inkl. deren Aussagen
- sollte klar und prägnant sowie sachlich und objektiv sein
- kann auf weitere Dokumentationsunterlagen verweisen, z. B. Standards
- enthält keine doppelte Dokumentation, keine Ansammlung medizinischer Daten, keinen Tätigkeitsnachweis

Ergänzung

Die handschriftliche Form der Dokumentation wird in vielen Pflege- und Betreuungseinrichtungen durch die elektronische Datenerfassung ergänzt.

4 Organisation und Planung der Pflege

4.3 Pflegeprobleme und Ressourcen

Durch eine gründliche Informationssammlung ergeben sich bereits Hinweise auf **Pflegeprobleme.** Diese sind **Beeinträchtigungen des Patienten,** welche eine pflegerische Intervention erfordern.

Ergänzen Sie die Textpassage mit den unten stehenden Begriffen.

Pflegeprobleme lassen sich in individuelle und generelle Probleme unterteilen. Bei _____ Problemen handelt es sich um spezifische Schwierigkeiten des einzelnen Patienten. In diesem Zusammenhang ist das Erkennen von _____ besonders wichtig, da diese als Hilfsquellen für eine _____ Pflege genutzt werden, z. B. die _____ oder die _____. Die Einschätzung der Selbstständigkeit bzw. des Pflegebedarfs kann anhand eines _____ erfolgen. Daraus ergeben sich pflegespezifische _____.

Pflegeassessments, individuellen, Interventionen, Motivation, Ressourcen, aktivierende, Fähigkeit

4.3 Pflegeprobleme und Ressourcen

Pflegeprobleme lassen sich in individuelle und generelle Probleme unterteilen. Bei individuellen Problemen handelt es sich um spezifische Schwierigkeiten des einzelnen Patienten. In diesem Zusammenhang ist das Erkennen von Ressourcen besonders wichtig, da diese als Hilfsquellen für eine aktivierende Pflege genutzt werden, z. B. die Motivation oder die Fähigkeit. Die Einschätzung der Selbstständigkeit bzw. des Pflegebedarfs kann anhand eines Pflegeassessments erfolgen. Daraus ergeben sich pflegespezifische Interventionen.

Ergänzung

Pflegediagnosen sind nicht mit Pflegeproblemen gleichzusetzen. Erstere werden aufgrund festgelegter Kriterien und Merkmalen erstellt.
Pflegediagnosen → K 21

4 Organisation und Planung der Pflege

4.4 Pflegephänomene erkennen

Der Begriff Phänomen beschreibt eine Erscheinung, die mit den Sinnen aufgenommen wird. Die Lehre von den Erscheinungen – **Phänomenologie** – fragt nach der Bedeutung dieser Erscheinung für den Menschen. Dabei werden Dinge so beschrieben, wie sie sind, ohne Wertungen und Vorkenntnisse. **Pflegephänomene** beschreiben **wahrnehmbare Reaktionen** von Menschen **auf ihren Gesundheitszustand.**

Nennen Sie fünf Pflegephänomene und erläutern Sie, warum es notwendig ist, sich als Pflegefachperson mit diesen Phänomenen auseinanderzusetzen.

4.4 Pflegephänomene erkennen

Beispiele für Pflegephänomene
Angst, Schmerz, Trauer, Ermüdung/Erschöpfung, Sorgen, Aggression, Hoffnungslosigkeit, Verwirrtheit, Schlafstörung.

Ein Schwerpunkt professioneller Pflege ist neben dem Erkennen objektiver Befunde das **Erfassen subjektiver Befindlichkeiten** (persönliche Empfindungen). Der veränderte Gesundheitszustand steht für den Patienten im Mittelpunkt und beeinflusst sein gesamtes Leben. In dem Erleben dieser Situation sendet der Patient persönliche Signale aus, die von Pflegenden wahrgenommen und verstanden werden sollten. Die Kenntnisse über Entstehung, Zusammenhänge und Auswirkungen dieser Phänomene führen zu individuellen pflegerischen Interventionen und Angeboten. Das Verhaltensmuster vieler Phänomene findet sich auch in Pflegediagnosen wieder.

Ergänzung

Angst → K 45, Schmerz → K 168, → K 169, Chronische Verwirrtheit → K 77, Schlafstörung → K 163, Bewältigungsstrategien/Coping → K 29

4 Organisation und Planung der Pflege

4.5 Pflegediagnosen

Pflegediagnosen werden in der Pflege immer wichtiger. Sie sind **Bestandteil eines pflegeprozesshaften Vorgehens,** aber nicht mit den Pflegeproblemen gleichzusetzen, da sie weitreichender und detaillierter sind. Die Grundlagen gehen auf die North American Nursing Diagnosis Association **(NANDA)** zurück.

Erläutern Sie den Aufbau von Pflegediagnosen und nennen Sie Möglichkeiten des Einsatzes in der pflegerischen Praxis.

4.5 Pflegediagnosen

Elemente/Aufbau

- Beschreibung eines Gesundheitsproblems oder Gesundheitszustands eines Individuums, einer Familie oder einer Gemeinde (Pflegediagnosentitel)
- eindeutige Merkmale zur Zuordnung einer Pflegediagnose (Kennzeichen)
- Zusammenstellung von Faktoren, die ursächlich für dieses Problem verantwortlich gemacht werden können bzw. mit ihm in Zusammenhang stehen und Mittelpunkt pflegerischer Behandlung sind (ätiologische und beeinflussende Faktoren)

Einsatz

- Strukturierungs- und Dokumentationshilfe von Assessmentdaten und Pflegeproblemen
- einheitliche Pflegesprache
- Lösung durch primär pflegerische Maßnahmen und Methoden
- Ergebnissicherung und -beurteilung durch Pflegefachpersonen
- Pflegetheorien und Pflegemodelle beeinflussen die jeweilige Pflegediagnose

Ergänzung

In Deutschland werden zurzeit nur vereinzelt Pflegediagnosen als Dokumentationsgrundlage in der Pflegeplanung genutzt. Sie finden sich aber in veränderter Form bei der Abrechnung von Leistungen im Sinne der Pflegekomplexmaßnahmen (PKMS) wieder.

4 Organisation und Planung der Pflege

4.6 Pflegequalität

A. Donabedian beschreibt als **Qualität in der Pflege** den „Grad der **Übereinstimmung zwischen Zielen** des Gesundheitswesens **und** der **wirklich geleisteten Pflege“.** Grundlegend dabei sind die Förderung bzw. Erhaltung der Selbstständigkeit und des Wohlbefinden des Patienten.

Erläutern Sie die Qualitätsebenen Struktur-, Prozess- und Ergebnisqualität und nennen Sie Beispiele für qualitätsorientiertes Arbeiten aus Ihrer pflegerischen Praxis.

4.6 Pflegequalität

- **Strukturqualität** beschreibt die Voraussetzungen, welche zur Erbringung einer Pflegeleistung notwendig sind: Ausstattung, Organisation, Qualifikation
- **Prozessqualität** beschreibt Art und Umfang der pflegerischen Leistung: Vorgehen im Pflegeprozess, Pflegeplanung, Pflegestandards
- **Ergebnisqualität** beschreibt Erfolg bzw. Ergebnis der pflegerischen Leistung

Beispiele: Entwicklung, Umsetzung und Evaluation von

- wissenschaftlich gesicherten Pflegeinterventionen,
- krankenhaushygienischen Standards und Vorgaben,
- arbeitssichernden Maßnahmen, z. B. Unfallverhütungsvorschriften,
- wirtschaftlichem Umgang mit Ressourcen und Material,
- sozial-kommunikativer Kompetenz, z. B. Beschwerdemanagement,
- ethischen Prinzipien und verantwortlichem Handeln, z. B. Ethikkomitee sowie
- persönlichen Fort- und Weiterbildungsmaßnahmen.

Ergänzung

Zur Bewertung der Pflegequalität kann der von W. Deming erstellte **PDCA-Zyklus** herangezogen werden: P = Plan, D = Do, C = Check, A = Act

Pflegeprozess → K 17, Pflegestandards → K 24

4 Organisation und Planung der Pflege

4.7 Pflegeorganisationsformen

Pflegeorganisationsformen bzw. Pflegesysteme zeigen zum einen die unterschiedliche **Arbeitsorganisation** von Pflegenden, zum anderen werden dadurch auch **Verantwortungsbereiche** verbindlich festgelegt.

Erläutern Sie die nachfolgend aufgeführten Systeme anhand von Beispielen.

- Funktionspflege
- Bereichspflege
- Primary Nursing

4.7 Pflegeorganisationsformen

Funktionspflege

- funktionelle Arbeitsteilung, hierarchische Arbeitsverteilung
- Handlungsabläufe werden in einzelne Tätigkeiten zerteilt, z. B. misst eine Pflege(fach)person bei allen Patienten die Vitalwerte, eine andere führt nur Verordnungen durch etc.
- wird oft bei wenig Personal mit unterschiedlicher Qualifikation praktiziert

Bereichspflege

- Aufteilung des Arbeitsgebiets in mehrere Bereiche
- Eine Pflegefachperson ist für den zugewiesenen Bereich (begrenzte Patientengruppe) zuständig
- Betreuung erfolgt prozessorientiert, die zuständige Pflegefachperson ist über die Patienten umfassend informiert, ggf. Unterstützung durch Auszubildende oder Praktikanten

Primary Nursing

- Eine bestimmte Anzahl von Patienten wird von einer Pflegefachperson (Primary Nurse) hauptverantwortlich über den Zeitraum ihres Klinikaufenthalts versorgt.
- Die Primary Nurse erstellt einen Pflegeplan, an dem sich vertretende Pflegende orientieren.
- Die Primary Nurse ist Hauptansprechpartnerin für weitere Mitarbeiter des therapeutischen Teams bzw. Bezugspersonen des Patienten.

4 Organisation und Planung der Pflege

4.8 Pflegestandards

Einrichtungsspezifische **Standards** sind **Instrumente der Qualitätssicherung.** Sie beschreiben das Ziel und das Vorgehen für einzelne pflege- und organisationsspezifische Maßnahmen. Standards sind konkret, einsetzbar, überprüfbar und verbindlich. **Nationale Expertenstandards** gelten dagegen als übergeordnete einrichtungsunabhängige Standards.

Erläutern Sie den Begriff „nationale Expertenstandards" und nennen Sie vier Beispiele.

4.8 Pflegestandards

Nationale Expertenstandards

- werden u. a. von Experten aus der Pflegewissenschaft und -praxis auf Basis einer Literaturanalyse (wissenschaftliche Erkenntnisse) erarbeitet und nach einer Vorstellung und Diskussion in der Fachöffentlichkeit (Konsensus-Konferenz) verabschiedet,
- werden anhand eines Probelaufs ausprobiert, ggf. verändert und für den regelhaften Einsatz (Implementation) freigegeben,
- beschreiben die Pflegequalität anhand der Kriterien: Strukturqualität (Rahmenbedingungen, unter denen Pflege zu erbringen ist), Prozessqualität (Art und Umfang des pflegerischen Handelns) und Ergebnisqualität (Erfolg bzw. Ergebnis der Handlungen).

Beispiele

- Dekubitusprophylaxe, Sturzprophylaxe, Kontinenzförderung
- Entlassungsmanagement, Ernährungsmanagement
- Schmerzmanagement bei akuten bzw. chronischen Schmerzen

Ergänzung

Merkmale von Pflegestandards: konkret formulierte Probleme, klare Ziele, evidenzbasiertes Wissen, einheitliche Vorgehensweise, Handlungsalternativen sind beschrieben, Basis einer Pflegetheorie, legen Qualitätsniveau fest

Pflegequalität → K 22, Dekubitusprophylaxe → K 119, Schmerzmanagement → K 168, → K 169, Sturzprophylaxe → K 69, Kontinenzförderung → K 149

4 Organisation und Planung der Pflege

4.9 Aufnehmen, Verlegen, Entlassen

Die Organisation der **Patientenaufnahme, -verlegung** und **-entlassung** wird gemeinsam von Pflegefachpersonen **mit anderen Fachbereichen** durchgeführt. Eine zentrale Patientenaufnahme (ZPM) oder eine **Casemanagementeinrichtung** unterstützt und koordiniert die Prozesse, damit zum einen die Belastungen und Wartezeiten für den Patienten möglichst gering gehalten werden und zum anderen ein reibungsloser Übergang nach der Entlassung gewährleistet ist.

Erläutern Sie Ihr Ziel und Ihr Vorgehen im Patientenerstgespräch sowie die Aufgaben des Casemanagements bei der Entlassung.

4.9 Aufnehmen, Verlegen, Entlassen

Patientenerstgespräch: Hat gegenseitige Information, Klärung von Fragen, Festlegung von Abläufen zum Ziel. Beim Patienten werden Ängste und Unsicherheiten reduziert und die Selbstständigkeit und Sicherheit gefördert: Begrüßung, Vorstellung der Station/des Patientenzimmers, Nachbarpatienten, Anamnesegespräch in ruhiger, persönlicher Atmosphäre, evtl. Unterstützung.

Aufgaben des Entlassungsmanagements

- Koordinationsaufgaben werden hauptsächlich vom Casemanagement übernommen, Pflegefachpersonen sind hier unterstützend tätig
- Gewährleistung der übergangslosen, ressourcenorientierten sicheren Versorgung des Patienten im zukünftigen Umfeld (zu Hause, Betreuungseinrichtung, Rehaklinik)
- Information, Beratung und Schulung der Angehörigen und des Patienten
- Organisation von evtl. Anschlussheilbehandlungen oder ambulanter Pflegeleistung
- Bestellung von Hilfsmitteln, Bereitstellung von Rezepten
- Ausreichend Medikamente bis zum Hausarztkontakt mitgeben
- Arztbriefe und Unterlagen fertigstellen

Ergänzung

Verlegung: Die Verlegung von Patienten kann innerhalb oder außerhalb der Einrichtung erfolgen (intere/externe Schnittstelle). Notwendig ist immer das Erstellen eines Pflegeüberleitungsbogens. Der Expertenstandard „Entlassungsmanagement" richtet sich an Pflegefachpersonen in Kliniken und Rehabilitationseinrichtungen und hat zum Ziel, eine gute, sichere Patienteninformation und -betreuung zu gewährleisten und damit Versorgungseinbrüche zu vermeiden.

5 Gesundheitsförderung und Prävention

5.1 Gesundheitsförderung

Gesundheitsförderung und **Prävention** sind grundlegende pflegerische Aufgaben. Das wird auch durch die Berufsbezeichnung „Gesundheits- und Krankenpfleger/in“ sowie „Gesundheits- und Kinderkrankenpfleger/in“ ausgedrückt.

Füllen Sie die rechte Spalte der Tabelle aus.

Gesundheitsförderung	Erklärung
Begriffsklärung	
Zielgruppe	
Ziele	
Beispiele	

Tab. 5.1 Grundlagen der Gesundheitsförderung

5.1 Gesundheitsförderung

Gesundheitsförderung	Erklärung
Begriffsklärung	Unspezifische, primäre Prävention; beschreibt einen Prozess, der allen Menschen ein höheres Maß an Selbstbestimmung über die eigene Gesundheit ermöglichen soll (WHO 1985)
Zielgruppe	Gesamtheit der Bevölkerung
Ziele	Verhütung von Krankheiten, Stärkung der Abwehrkräfte, Verbesserung der Lebensqualität, Gesundheitsvorsorge
Beispiele	Schutzimpfungen, Ernährungsberatung, Umweltschutz, verbesserte Wohnbedingungen, Bewegungsverhalten

Tab. 5.1 Grundlagen der Gesundheitsförderung

Ergänzung

Prävention, Präventionsstufen → K 27

5 Gesundheitsförderung und Prävention

5.2 Präventionsstufen

Als **Prävention** werden **gezielte Aktivitäten** verstanden, die gesundheitliche Schädigungen verhindern oder verzögern. Prävention wird in **drei Stufen** unterteilt: **primäre, sekundäre** und **tertiäre Prävention.**

Ordnen Sie die folgenden Begriffe den drei Präventionsstufen zu.

erkennbare Risikofaktoren, Rehabilitation, Beeinflussung der Krankheitsauslöser, vorbeugender Ansatz, kompensatorischer Ansatz, Schutzimpfungen, Beeinflussung der Risikofaktoren/des Verhaltens, Vermeidung von Folgeerkrankungen, Frühstadium einer Erkrankung, Krebsvorsorge, nach akuter Krankheitsbehandlung, korrektiver Ansatz

5.2 Präventionsstufen

Primäre Prävention
erkennbare Risikofaktoren, vorbeugender Ansatz, Beeinflussung der Risikofaktoren und des Verhaltens, Schutzimpfungen

Sekundäre Prävention
Frühstadium einer Erkrankung, korrektiver Ansatz, Beeinflussung der Krankheitsauslöser, Krebsvorsorge

Tertiäre Prävention
nach akuter Krankheitsbehandlung, kompensatorischer Ansatz, Vermeidung von Folgeerkrankungen, Rehabilitation

Ergänzung

Rehabilitation → K 34
Schutzimpfungen → K 32
Krebsvorsorge, Vorsorgeuntersuchungen → K 33

5 Gesundheitsförderung und Prävention

5.3 Das Modell der Salutogenese

Das **biomedizinische Modell der Pathogenese** beherrschte durch die Ausgangsfrage **„Was macht Menschen krank?“** lange Zeit das Handeln vieler Mediziner und Pflegefachpersonen. Durch die Entwicklung eines Modells mit der zentralen Frage **„Was hält Menschen gesund?“** von **Aaron Antonovsky** (1923–1994) werden andere Ansätze im Verständnis von Gesundheit und Krankheit deutlich.

Erläutern Sie anhand von vier zentralen Aussagen das Modell der Salutogenese.

5.3 Das Modell der Salutogenese

- Interesse liegt vorrangig auf gesundheitsfördernden Aspekten.
- Menschen sind nicht grundsätzlich, sondern mehr oder weniger gesund bzw. krank. In diesem Gesundheits-Krankheitskontinuum bewegt sich der Mensch.
- Zentrales Element: Kohärenzgefühl, gekennzeichnet durch die Grundeinstellung des Menschen.
- Erkennen von Stressoren und Spannungszuständen und die erfolgreiche Bewältigung der Spannungen fördern die Gesunderhaltung.
- Hierzu sind Widerstandsressourcen notwendig und hilfreich, welche durch individuelle körperliche, kulturelle und soziale Faktoren bedingt werden.
- Ziel der gesundheitsfördernden Pflege ist es, dieses Kohärenzgefühl des Patienten zu stärken und ihn bei der Bewältigung seiner Situation zu unterstützen.

Ergänzung

Kohärenzgefühl: Einstellungsmuster, das sich durch Erfahrungen im Umgang mit Gesundheit/Krankheit ausdrückt

Empowerment: bezeichnet die Strategien und Möglichkeiten, die ein Mensch besitzt, um selbstbestimmt und selbstverantwortlich zu handeln

BZgA: „Was erhält Menschen gesund?“, Antonovskys Modell der Salutogenese – Diskussionsstand und Stellenwert, Köln, 2001.

5 Gesundheitsförderung und Prävention

5.4 Bewältigungsstrategien/Coping

Adhärenz (lat. *adhaerere* = einhalten) bezeichnet in der Therapie das Ausmaß, in dem das Verhalten einer Person wie die Medikamenteneinnahme, ein Diätregime und/oder eine Lebensstiländerung mit **mit dem Therapeuten vereinbarten Empfehlungen** übereinstimmt (WHO). Es geht dabei um die aktive Zusammenarbeit im Sinne einer gemeinsamen Entscheidungsfindung.
Coping beschreibt individuell **vorhandene Bewältigungsstrategien und -verhaltensweisen.** Pflegefachpersonen unterstützen den Patienten dabei, die vereinbarten Empfehlungen umzusetzen und Bewältigungsstrategien zu entwickeln.

Erläutern Sie vier pflegerische Interventionen, die Ihnen helfen, Patienten bei der Bewältigung ihrer schwierigen Lebenssituation zu unterstützen.

5.4 Bewältigungsstrategien/Coping

- Analyse der Pflegesituation: akute/chronische Erkrankung/Krankheitsverlauf
- Analyse des Bewältigungsverhaltens des Patienten
  - konstruktiv/problemlösend oder emotionsregulierend (Konsum von Alkohol/Zigaretten, Vermeiden der Auseinandersetzung)
  - negative Bewertung vorhandener Potenziale/Ressourcen
- Wahrnehmen von Pflegephänomenen, verbalen/nonverbalen Äußerungen von negativen Gefühlen (Angst, Sorgen, Wut, Trauer)
- Gesprächsbereitschaft zeigen, Information, Beratung, Anleitung, aktives Zuhören
- Unterstützung/Suche beim Erkennen eigener Fähigkeiten/Handlungsspielräume
- Stressbewältigungsstrategien vorstellen
- Teammitglieder einbinden, ggf. Unterstützung durch weitere Berufsgruppen, Bezugspersonen integrieren

Ergänzung

Pflegefachpersonen sollten in diesem Zusammenhang eigene Grenzen kennen und wissen, wie sie mit Belastungen umgehen können, um einer Überforderung entgegenzuwirken. Stress und Burn-out → K 43

Der Begriff **Compliance** wird zunehmend durch den Begriff **Adhärenz** ersetzt. Compliance beschreibt einseitig, dass der Erfolg einer Maßnahme von der Therapietreue des Patienten abhängt (kritiklose Einhaltung der verordneten Therapie).

5 Gesundheitsförderung und Prävention

5.5 Einrichtungen der Gesundheitsförderung und Prävention

Die **Weltgesundheitsorganisation** (WHO) verabschiedete 1998 die globale Strategie „Gesundheit für alle im 21. Jahrhundert". Der Erhalt und die Gesundheitsförderung der Bevölkerung ist das erklärte Ziel vieler internationaler, nationaler und regionaler **Einrichtungen** und **Organisationen.**

Nennen Sie je vier Beispiele für Institutionen, die sich auf internationaler, nationaler und regionaler Ebene mit diesem Ziel befassen.

5.5 Einrichtungen der Gesundheitsförderung und Prävention

Internationale Einrichtungen

- Weltgesundheitsorganisation (WHO)
- Ärzte ohne Grenzen
- terres des hommes
- medico international

Nationale Einrichtungen

- Bundeszentrale für gesundheitliche Aufklärung (BZgA)
- Robert Koch-Institut (RKI)
- Deutsche Gesellschaft für Ernährung (DGE)
- Pro Familia

Regionale Einrichtungen

- Gesundheits-/Krankenkassen
- Sportvereine
- Wohlfahrtsverbände
- Selbsthilfekontaktstellen

5 Gesundheitsförderung und Prävention

5.6 Rückenschonende Verhaltensweisen

Die **Einhaltung rückenschonender Verhaltensweisen** gehört zur **primären Prävention** von Pflegefachpersonen. Sie fördert die körperliche und psychische Gesundheit und ermöglicht es ihnen, mit den vielfältigen Belastungen ihres Alltags zurechtzukommen. Unterstützend wirken eine ausgewogene Ernährung und regelmäßige Bewegung (Sport, Rückentraining).

Nennen Sie je zwei Beispiele für die nachfolgend aufgeführten Grundregeln rückenschonenden Arbeitens.

1. Ausgangsstellung/Umgebungsgestaltung
2. Schwerpunktverlagerung
3. koordiniertes Arbeiten
4. geeignetes Schuhwerk
5. Atmung
6. Hilfsmittel

5.6 Rückenschonende Verhaltensweisen

1. Schritt-/Grätschstellung, ggf. Knie beugen, feste, vergrößerte Standfläche in Richtung der Bewegung, Bettniveau in Arbeitshöhe, Bett in der Ebene verändern
2. gerade Rückenhaltung, keine gleichzeitige Hebe- und Drehbewegung, gleichmäßige Verteilung der Last, Gewichtsverlagerung, Schwerpunkt möglichst körpernah
3. vorausschauend, ggf. zu zweit arbeiten, klare Absprachen, Hilfsmittel in Arbeitsnähe
4. rutschfeste, bequeme, profilierte Sohle, flacher Absatz, Fersenriemen (Unfallverhütungsvorschriften beachten)
5. vor dem Anheben Luft holen, beim Anheben Luft anhalten, beim Tragen regelmäßig weiteratmen, Rumpf-/Bauchmuskulatur anspannen
6. Drehteller, Rutschmatte, Gleitkissen, Tragekissen, Lifter

Ergänzung

Grundsätzlich sind die Konzepte der Kinästhetik in die Arbeitsabläufe zu integrieren und die Ressourcen der Menschen zu berücksichtigen.

Kinästhetik – Grundannahmen und Konzepte → K 127

5 Gesundheitsförderung und Prävention

5.7 Schutzimpfungen

Die Durchführung von **Schutzimpfungen** ist entscheidend für die **Prävention von Infektionskrankheiten.** Die ständige Impfkommission (STIKO) des Robert Koch-Instituts (RKI) veröffentlicht regelmäßig Empfehlungen, Richtlinien und Merkblätter.

Füllen Sie die rechte Spalte der Tabelle aus.

Begriffe	Erläuterungen/Beispiele
Aktive Impfung	
Passive Impfung	
Simultanimpfung	
Grundimmunisierung	
Indikationsimpfung	

Tab. 5.2 Impfarten mit Beispielen

5.7 Schutzimpfungen

Begriffe	Erläuterungen/Beispiele
Aktive Impfung	Impfstoffe mit abgeschwächten lebenden bzw. abgetöteten Erregern, spezifische Antikörperbildung (dauert länger), langfristiger Schutz, z. B. Influenza, oder als Grundimmunisierung, z. B. Masern/Mumps/Röteln (MMR)
Passive Impfung	Impfstoffe enthalten Immunglobuline/Antikörper, direkter Schutz, kürzere Wirkdauer, z. B. bei Infektion/Verdacht (FSME), oder als Grundimmunisierung, z. B. Diphtherie, Tetanus, Pertussis (DTP)
Simultanimpfung	Gleichzeitige aktive und passive Immunisierung, sofort einsetzend, lang anhaltend, z. B. Tetanusimpfung
Grundimmunisierung	Regelimpfungen von Säuglingen (ab 3. Monat), Kleinkindern, Jugendlichen, aufgeführt in Impfkalendern, z. B. MMR, DTP, Poliomyelitis
Indikationsimpfung	Für Risikogruppen geeignet: Pneumokokken-, Tollwut-, Hepatitis-A-Impfung

Tab. 5.2 Impfarten mit Beispielen

Ergänzung

Robert Koch-Institut: www.rki.de, Deutsches Grünes Kreuz: www.dgk.de
www.rki.de/DE/Content/Infekt/EpidBull/Archiv/2017/Ausgaben/34_17.pdf?__blob=publicationFile

5 Gesundheitsförderung und Prävention

5.8 Vorsorgeuntersuchungen

Vorsorgeuntersuchungen sind Bestandteil der **Sekundärprävention** und dienen dem frühzeitigen Erkennen von Krankheitssymptomen bei risikogefährdeten Menschen. Hierbei kann es sich um die **Vorsorgeuntersuchungen bei Kindern** und **in der Schwangerschaft** oder um die **Krebsfrüherkennung** bei Erwachsenen handeln.

Nennen Sie je zwei Maßnahmen mit Begründungen, die bei der Vorsorge von Schwangeren, Kindern und in der Krebsfrüherkennung durchgeführt werden.

5.8 Vorsorgeuntersuchungen

Vorsorgeuntersuchungen bei Kindern

- Perzentilenkurven/Somatogramm: Entwicklung von Gewicht, Körpergröße, Alter
- U1–U9, regelmäßige Untersuchungen von Neugeborenen, Säuglingen und Kleinkindern in festen Abständen: Ermittlung der geistigen, körperlichen und sozialen Entwicklung
- APGAR-Schema, Herzfrequenz, Atemtätigkeit, Muskeltonus, Reflexe, Hautfarbe: Beurteilung des Vitalzustands des Neugeborenen

Vorsorgeuntersuchungen in der Schwangerschaft

- Anamnese, Grunderkrankungen, Laborwerte: Hinweise auf Diabetes mellitus, Allergie, Mangel an Eisen, Vitaminen (Folsäure), Spurenelementen (Jod) etc.
- Blutdruck, Gewicht, Ödeme, Laborwerte: Präeklampsie
- Cardiotokografie/Ultraschall: Herztöne, Entwicklung des Kindes, von Gebärmutter, Plazenta, Fruchtblase

Früherkennung einer Krebserkrankung

- Test auf okkultes Blut: kolorektales Karzinom
- Palpation, Bestimmung des prostataspezifischen Antigens: Prostatakarzinom
- zytologischer Abstrich: Zervixkarzinom

Ergänzung

Perzentilenkurven, Ernährungszustand einschätzen → K 85

5 Gesundheitsförderung und Prävention

5.9 Rehabilitation

Rehabilitation ist Bestandteil der **tertiären Prävention** und hat zum Ziel, die Beeinträchtigung von Menschen mit Funktionsstörungen durch **medizinische, soziale** und **schulisch-berufliche Maßnahmen** zu reduzieren.

Lesen Sie sich das Fallbeispiel durch und erläutern Sie anhand von Beispielen die Maßnahmen, Einrichtungen und Träger der medizinischen, beruflichen und sozialen Rehabilitation.

Herr M. ist 54 Jahre alt, alleinstehend und Pharmavertreter im Außenhandel. Als Ursache für seinen BMI von 32 und Bluthochdruck gibt er die starke Arbeitsbelastung und viel Stress im Alltag an. Aufgrund eines Schlaganfalls erfolgte die Aufnahme in das Krankenhaus.

5.9 Rehabilitation

Medizinische Rehabilitation

- Frührehabilitation: medizinische Versorgung in speziellen Zentren (Stroke-Unit) mittels Arzneistoffen, Heil- und Verbandsmitteln, Prophylaxen, Physiotherapie, Logopädie, Ergotherapie, Integration des Bobath-Konzepts etc.
- Anschlussheilbehandlung in speziellen Rehabilitationskliniken mit Förderung weiterer lebenspraktischer Kompetenzen, Ernährungsberatung, Stressmanagement etc.
- Träger: z. B. Krankenkasse

Berufliche Rehabilitation

- Hilfen zur Arbeitsplatzerhaltung, evtl. Versetzung in den Innendienst, technische Hilfsmittel der Arbeitsplatzgestaltung etc.
- ggf. Umschulung an Berufsbildungsstätten
- Träger: z. B. Bundesagentur für Arbeit, Rentenversicherung

Soziale Rehabilitation

- Hilfen zur Anpassung der Wohnsituation, Hilfsmittel, Haushaltshilfe, Information über Selbsthilfegruppen, Sportangebote, Freizeitgestaltung, ggf. Schwerbehindertenausweis etc.
- Träger: z. B. Sozialhilfe, Versorgungsamt

Ergänzung

Bobath-Konzept → K 126

6 Grundlagen der Hygiene

6.1 Aufgabenfelder der Hygiene

Hygiene ist die **Wissenschaft** von der **Erhaltung der Gesundheit** und der **Verhütung** sowie Prävention von **Krankheiten.** Der Begriff Hygiene leitet sich von „Hygieia", der griechischen Göttin der Gesundheit, ab.

Nennen Sie vier Aufgabenfelder der Hygiene und erläutern Sie diese anhand eines Beispiels.

6.1 Aufgabenfelder der Hygiene

- **Krankenhaushygiene:** Verhütung und Bekämpfung von nosokomialen Infektionen, z. B. Pneumonien
- **Sozialhygiene:** Einfluss der Gesellschaft auf die Gesundheit, z. B. Früherkennung von Krankheiten
- **Umwelthygiene:** Einfluss der Umwelt auf die Gesundheit, z. B. Schadstoffe in Wasser, Luft, Nahrung und das Klima
- **Arbeitshygiene:** Einfluss der Arbeitsumstände auf die Gesundheit, z. B. Berufserkrankungen
- **Individual-/Psychohygiene:** Einfluss des eigenen Verhaltens und der Psyche auf die Gesundheit, z. B. rückenschonendes Arbeiten, Umgang mit Stress

Ergänzung

Nosokomiale Infektionen sind im Krankenhaus erworbene Infektionskrankheiten, die Übertragung erfolgt durch das Personal, die Umwelt, Geräte oder Instrumente. Beispiele: Harnwegsinfektion, Infektion der unteren Atemwege, postoperative Wundinfektion, Sepsis.

6 Grundlagen der Hygiene

6.2 Grundbegriffe der Hygiene und Mikrobiologie

Die **Epidemiologie** gehört zur **medizinischen Mikrobiologie** und beschäftigt sich mit den Zusammenhängen von Infektionskrankheiten, deren Ursachen und Folgen sowie der Prophylaxe und Bekämpfung.

Füllen Sie die rechte Spalte der Tabelle aus.

Begriff	Erklärung
Infektion	
Inzidenz	
Epidemie	
Pandemie	
Endemie	
Morbidität	
Mortalität	
Letalität	

Tab. 6.1 Erklärung wichtiger Begriffe

6.2 Grundbegriffe der Hygiene und Mikrobiologie

Begriff	Erklärung
Infektion	Übertragen, Haftenbleiben, Eindringen und Vermehren von Mikroorganismen im menschlichen Körper
Inzidenz	Anzahl an Neuerkrankungen einer Krankheit bezogen auf die Gesamtbevölkerung in einem Jahr
Epidemie	örtlich und zeitlich begrenztes Auftreten einer Infektion
Pandemie	örtlich unbegrenzt/zeitlich begrenzt
Endemie	örtlich begrenzt/zeitlich unbegrenzt
Morbidität	Anzahl der Erkrankungen bezogen auf die Gesamtbevölkerung in einem bestimmten Zeitraum
Mortalität	Anzahl der Todesfälle bezogen auf die Gesamtbevölkerung in einem bestimmten Zeitraum
Letalität	Anzahl der Sterbefälle bezogen auf die Anzahl der Erkrankten

Tab. 6.1 Erklärung wichtiger Begriffe

6 Grundlagen der Hygiene

6.3 Übertragungswege einer Infektionskrankheit

Als **Infektionsquelle** bezeichnet man das **Reservoir,** in dem sich Krankheitserreger, z. B. Bakterien, Viren und Pilze, aufhalten. Dieses kann z. B. der Mensch, das Tier oder die unbelebte Natur sein. Diese Mikroorganismen können exogen (von außen) in den Körper eindringen oder endogen (durch körpereigene Keime) bedingt sein.

Nennen Sie die Übertragungswege und Beispiele der nachfolgend aufgeführten Infektionen.

1. Kontakt-/Schmierinfektion
2. alimentäre Infektion
3. Tröpfcheninfektion
4. hämatogene Infektion

6.3 Übertragungswege einer Infektionskrankheit

1. **Kontakt-/Schmierinfektion:** fäkaler, oraler bzw. sexueller Kontakt – Wundinfektionen, Harnwegsinfektionen
2. **alimentäre Infektion:** Nahrung, Getränke – Gastroenteritis, Hepatitis A
3. **Tröpfcheninfektion:** Niesen, Husten – Influenza, Tuberkulose
4. **hämatogene Infektion:** Infusionen, Transfusionen, Kanülenstichverletzungen – Hepatitis B, HIV-Infektion/AIDS

Ergänzung

Außer den oben genannten direkten Übertragungswegen können Krankheitserreger auch indirekt über die Hände, Zwischenwirte (z. B. Anophelesmücke/Malaria) oder unsterile Materialien übertragen werden.

Infektionskette: Entwicklung einer Infektion von der Infektionsquelle, dem Übertragungsweg und der Eintrittspforte bis zum Empfänger

Infektionsgefahr → K 56

6 Grundlagen der Hygiene

6.4 Hände waschen und desinfizieren

Die **Übertragung von Infektionskrankheiten** im Krankenhaus kann meist durch eine sorgfältige **Hygiene der Hände** vermieden werden. Wichtig dabei sind das Waschen und Desinfizieren der Hände und das Tragen von Schutzhandschuhen.

Erläutern Sie den Ablauf einer hygienischen Händedesinfektion und nennen Sie drei Beispiele für deren Einsatz.

6.4 Hände waschen und desinfizieren

Hygienische Händedesinfektion

- Ca. 3 ml Händedesinfektionsmittel (Hauptwirkstoff Alkohol) aus dem Spender (Ellenbogenbedienung) in die trockene, hohle Hand geben, Handflächen gegeneinanderreiben.
- Einreiben der Handflächen, Handrücken, Fingerzwischenräume, Finger und Daumen, Fingerkuppen, Unterarme, Einwirkzeit 30 Sek.
- Ggf. zusätzliches Eincremen der Hände als Hautschutz.
- Bei groben Verschmutzungen bzw. Kontaminationen werden die Hände erst mit einem Einmalhandtuch gereinigt, abgespült, gewaschen und dann desinfiziert.

Einsatzbeispiele

- vor und nach Kontakt mit Wunden, Eintrittsstellen von Kathetern, Drainagen und anderen Zu- und Abgängen, auch wenn dabei Handschuhe getragen werden
- vor Tätigkeiten, bei denen eine Kontamination von sterilen Produkten möglich ist, z. B. Richten einer Infusion, Medikamente vorbereiten
- nach Kontakt mit infektiösem Material oder kontaminierten Gegenständen
- vor und nach dem Kontakt mit Patienten, die besonders geschützt werden müssen bzw. von denen eine Infektion ausgehen könnte

Ergänzung

Schutzkleidung einsetzen → K 39

6 Grundlagen der Hygiene

6.5 Schutzkleidung einsetzen

Spezielle Schutzkleidung dient dem Eigenschutz des medizinischen Personals und verringert die Übertragung von Keimen. Sie muss den jeweiligen Erfordernissen angepasst sein.

Erläutern Sie den Einsatz der nachfolgend aufgeführten Schutzkleidung und gehen Sie dabei insbesondere auf den Umgang mit Handschuhen ein.

1. Schutzkittel/Schürze
2. Mundschutz, Haube
3. Schutzbrille
4. flüssigkeitsdichte Überschuhe
5. Handschuhe

6.5 Schutzkleidung einsetzen

1. Schutz vor Durchnässen und Kontamination der Berufskleidung, z. B. Duschen von Patienten, Umgang mit Ausscheidungen
2. Schutz des Patienten vor Infektionen, z. B. bei invasiven Eingriffen, Immunschwäche
3. Schutz der Augen vor infektiösem Material, z. B. Zytostatika, Sekreten
4. Schutz vor der Übertragung von Keimen sowie dem Durchnässen der Schuhe
5. Schutz vor Blut, Ausscheidung, Sekret, hautschädigenden Stoffen in Reinigungs-/Desinfektionsmitteln

Handschuhe

- Minimieren die Keimübertragung durch die Hände, ersetzen aber nicht die hygienische Händedesinfektion
- Sollten nach der durchgeführten Maßnahme kontaminationsfrei ausgezogen bzw. gewechselt werden
- Dauerndes Tragen kann eine Kontaktallergie auslösen – latexfreie Handschuhe bevorzugen
- Vor invasiven Eingriffen grundsätzlich sterile Handschuhe anziehen

Ergänzung

Nach Ablegen und Entsorgen der Schutzkleidung sollte eine hygienische Händedesinfektion → K 38 erfolgen.

6 Grundlagen der Hygiene

6.6 Reinigung, Desinfektion, Sterilisation

Um die Verbreitung von Mikroorganismen im Krankenhaus zu verhindern, werden die unterschiedlichen **Methoden der Reinigung, Desinfektion** und **Sterilisation** angewandt.

Füllen Sie die freien Spalten der Tabelle aus.

	Reinigung	Desinfektion	Sterilisation
Beschreibung			
Material/Verfahren			
Beispiele			

Tab. 6.2 Methoden zur Verhinderung der Keimverbreitung

6.6 Reinigung, Desinfektion, Sterilisation

	Reinigung	Desinfektion	Sterilisation
Beschreibung	Beseitigung von Schmutz	Keimreduktion	Keimfreiheit
Material/Verfahren	Wasser und verstärkende Zusätze	Desinfektionsmittel: physikalische/chemische Verfahren	Sterilisationsgeräte: physikalische/chemische Verfahren; UV-Strahlen
Beispiele	Körper, Fußboden, Sanitärbereich ...	Kontaminierte Körperregionen, Wäsche, Pflegeartikel ...	Instrumente für den invasiven Einsatz ...

Tab. 6.2 Methoden zur Verhinderung der Keimverbreitung

Ergänzung

Vor der Sterilisation erfolgt die Reinigung, Desinfektion und ggf. das Zerlegen der Produkte.
Deutsche Gesellschaft für Hygiene und Mikrobiologie: www.dghm.de
Richtlinien/Empfehlungen des Robert Koch-Instituts: www.rki.de

6 Grundlagen der Hygiene

6.7 Hygienemanagement

Die **Organisation** und das **Management der Hygiene** in Institutionen werden durch eine Vielzahl von normativen Vorgaben bestimmt. Im Krankenhaus ist mit der Umsetzung dieser Vorgaben und der Qualitätssicherung vor allem die Hygienekommission betraut.

Nennen Sie fünf Mitglieder (Berufsgruppen) der Hygienekommission und erläutern Sie drei konkrete Aufgaben.

6.7 Hygienemanagement

Hygienekommission
- ärztlicher Leiter
- Verwaltungsleiter
- Krankenhaushygieniker
- Pflegedienstleiter
- Pflegefachpersonen für Krankenhaushygiene
- Hygienebeauftragte, z. B. Fachärzte
- Apotheker, Betriebsarzt u. a.

Aufgaben
- Analyse der hygienischen Situation und von Krankenhausinfektionen
- Überwachung und Kontrolle von Hygienevorschriften
- Erstellung von Hygieneplänen
- Beteiligung an der Planung von Baumaßnahmen
- Aus- und Fortbildung des Personals
- Veranlassen von Isolierungsmaßnahmen etc.

Ergänzung

Hygienepläne dienen der Qualitätssicherung und beinhalten alle Maßnahmen zur Erkennung, Verhütung und Bekämpfung von Krankenhausinfektionen, z. B. Reinigungs- und Desinfektionspläne.

6 Grundlagen der Hygiene

6.8 Isolierungsmaßnahmen

Isolierungsmaßnahmen haben das Ziel, die **Infektionskette zu unterbrechen.** Sie erfolgen auf Grundlage der **Richtlinien des Robert Koch-Instituts** und erarbeiteter **Hygienepläne.** Die Entscheidung für die Auswahl der Isolierung ist abhängig von der Ansteckungskraft des Erregers, dem Übertragungsweg und der Gefahr, die von dem Patienten oder für den Patienten ausgeht.

Erläutern Sie die Unterschiede und Schwerpunkte der jeweiligen Isolierung.

- Standardisolierung
- strikte Isolierung
- Schutzisolierung

6.8 Isolierungsmaßnahmen

Standardisolierung bei Trägern oder Ausscheidern pathogener Erreger, z. B. MRSA, um eine Kontaktinfektion zu verhindern.

- gekennzeichnetes Einzelzimmer mit patienteneigener Toilette empfohlen
- allgemeine Hygienemaßnahmen plus Barriereisolierung: Händedesinfektion, Einmalhandschuhe, Schutzkittel, evtl. spezielle Schutzkleidung (Mundschutz etc.), patientenbezogene Pflegeutensilien

Strikte Isolierung bei Trägern oder Ausscheidern pathogener Erreger, welche auf dem Luftweg übertragen werden, z. B. offene Tuberkulose, Varizellen.

- Isolier-/Einzelzimmer mit eigenen Sanitäranlagen
- Patient bleibt im Zimmer, Besuchereinschränkung
- strikte Hygienemaßnahmen, grundsätzliches Anlegen von kompletter Schutzkleidung mit anschließender Entsorgung in speziellen Abfallbehältern im Zimmer, laufende Desinfektion

Schutzisolierung (protektive Isolierung, Umkehrisolation) schützt z. B. Patienten mit angeborenen bzw. erworbenen Immundefekten vor Keimen aus ihrer Umwelt.

- Einzelzimmer mit eigener Sanitäranlage
- besondere pflegerische Maßnahmen

Ergänzung

Hausinterne Hygienestandards sind zu beachten!
www.pschyrembel.de/Isolierung/K0B6N
Schutzisolierte Patienten → K 43

6 Grundlagen der Hygiene

6.9 Schutzisolierte Patienten

Die **Schutzisolierung** betrifft Patienten mit einer angeborenen oder erworbenen Immunschwäche und damit besonderer infektionsgefährdung, z. B. nach Knochenmarkstransplantationen oder schweren Verbrennungen. Diese Isolierungsform kann für Patienten sehr belastend sein.

Lesen Sie sich das Fallbeispiel durch und erläutern Sie, welche Informationen Sie der Patientin im Hinblick auf die zu erwartende Isolierung geben.

Frau M. ist 48 Jahre und an einer chronischen myeloischen Leukämie (CML) erkrankt. Nach intensiver Chemotherapie und einer anschließenden Leukopenie wurde bei Frau M. eine Schutzisolierung angeordnet. Die Patientin befindet sich bereits in einem Einzelzimmer mit eigenen sanitären Anlagen. Nun bittet Frau M. Sie um weitere Informationen hinsichtlich ihres Verhaltens.

6.9 Schutzisolierte Patienten

Information der Patientin (und ggf. auch der Bezugspersonen)

- Ziel, Auswirkungen und Dauer der Maßnahmen erklären
- Selbstpflege kann eigenverantwortlich durch die Patientin durchgeführt werden
- Schutzmaßnahmen des Pflegepersonals und von Besuchern (Schutzkleidung: ggf. sterile Handschuhe, Kittel, Mund-Nasen-Schutz, Haarschutz)
- Desinfektion aller im Zimmer befindlichen Materialien, keimreduzierte Bettwäsche, täglicher Handtuch- und Wäschewechsel, Schleuse benutzen, regelmäßige Abstriche
- keimfreie Nahrung: keine frischen Salate, nur geschältes Obst, keine Rohmilchprodukte
- möglichst wenig Besuch von (gesunden) Angehörigen, keine Blumen/Topfpflanzen
- Körperpflege mit antimikrobieller Waschlotion, Intimpflege mit Schutzhandschuhen, anschließende Händedesinfektion, antiseptische Mundhygiene
- Hinweise zur Eigenbeobachtung bezüglich Haut, Schleimhäuten, Beschwerden
- regelmäßige Temperaturmessung
- ggf. Einnahme von Antibiotika/Antimykotika
- Beschäftigungsmöglichkeiten: TV, Radio, Bücher, Zeitungen, Kontakte bieten

7 Berufliche Belastungen bewältigen

7.1 Belastende Situationen erkennen

Berufliche Belastungen bestehen aus **körperlichen Anforderungen** und **psychischen Belastungen.** Der eigenverantwortliche gesundheitsfördernde und präventive Umgang mit der geistig-psychischen Komponente wird auch als Psychohygiene beschrieben.

Nennen Sie fünf Situationen in Ihrem pflegerischen Alltag, die zu psychischen Belastungen führen können.

7.1 Belastende Situationen erkennen

Psychische Belastungen können entstehen durch

- dauerhaften Stress, erhöhte Anforderungen
- Überforderung und „Ausgebranntsein“ (Burn-out)
- Situationen, in denen man sich hilflos fühlt
- Aggression und Wut im Team sowie gegen/auf Patienten oder Angehörige
- Situationen, in denen man Ekel und Scham empfindet
- Umgang mit Belästigungen und Mobbing
- Beschwerden von Mitarbeitern und/oder Patienten/Angehörigen
- ethische Konfliktsituationen
- Umgang mit Konflikten und angespannten Situationen

Ergänzung

Unbearbeitete psychische Belastungen können zu körperlichen Symptomen (z. B. Schlaflosigkeit, Kopfschmerzen) und/oder psychischen Folgen (z. B. Gefühl der Leere, aggressives Verhalten, Rückzug) führen.

Stress und Burn-out → K 47, Hilflosigkeit → K 46, Mobbing → K 48, Konfliktmanagement → K 15, Umgang mit Beschwerden → K 16

7 Berufliche Belastungen bewältigen

7.2 Angst (P)

Angst wird als **unbestimmtes, unbehagliches Gefühl** oder Bedrohung bezeichnet, das von einer autonomen Reaktion begleitet wird. Angst zeigt sich z. B. im Zusammenhang mit **akuten Erkrankungen** oder Unfallereignissen. Das Ausmaß der Situation kann nicht eingeschätzt werden und führt zu einer Stressreaktion bzw. vitalen Bedrohung.

Nennen Sie sechs Merkmale, wie Sie ein Angstgefühl erkennen können.

7.2 Angst (P)

- unbestimmtes, unbehagliches Gefühl der Besorgnis über die unklaren Folgen und/oder Veränderungen der Lebensereignisse
- Anspannung der Gesichtsmuskulatur, Händezittern, verstärkte Transpiration
- verminderter Blickkontakt
- Ruhelosigkeit
- nervös, verunsichert, reizbar
- mangelnde Konzentrationsfähigkeit, Vergesslichkeit, Grübeln
- ↑ Herz- und Atemfrequenz, erweiterte Pupillen, Atembeschwerden, Diarrhö, Übelkeit, Harndrang, Schlafstörungen

Ergänzung

Angst und deren Kennzeichen sind Warnsignale für eine drohende Gefahr. Wenn sie erkannt werden, können rechtzeitig Maßnahmen eingeleitet werden, um mit dieser Gefahr umgehen zu können.

7 Berufliche Belastungen bewältigen

7.3 Hilflosigkeit

Die **Realität des Alltags** befindet sich nicht immer im Gleichgewicht mit den eigenen **Idealen und Vorstellungen des Berufs.** Dieser Widerspruch kann durch unbewusste Vorstellungen und Motivationen geprägt sein. In diesem Zusammenhang beschrieb Wolfgang Schmidbauer anfangs auch den Begriff **„Helfer-Syndrom“**, später **„Helfer-Persönlichkeit“.**

Nennen und erläutern Sie je zwei Kennzeichen einer Helfer-Persönlichkeit sowie Hilfen für die Betroffenen.

7.3 Hilflosigkeit

Kennzeichen (nach Schmidbauer)

- **Starre Werthaltungen:** Unfähigkeit, eigene Vorstellungen zu relativieren und andere anzuerkennen; geringe Akzeptanz, wenn angestrebte Ziele nicht erreicht werden.
- **Störungen im Erleben von Aggressionen:** Eigene Gefühle werden verleugnet oder indirekt ausgelebt. Man kann sich gegen selbst erfahrenes Unrecht nicht wehren, man hilft aber Schwächeren.
- **Dauerndes Verlangen nach Bestätigung** durch die (vermeintliche) Hilflosigkeit anderer und die eigene (übertriebene) Hilfsbereitschaft: Entmündigung des Patienten, defizitorientierte Pflege, Förderung von Abhängigkeiten.

Hilfen für Betroffene

- Erkennen und Akzeptanz eigener Verhaltensweisen (z. B. Reflexion, Beratung, Fortbildung, Supervision → K 48, Therapie), Akzeptieren der Unerfüllbarkeit von Idealen
- Gefühle dürfen und sollen ausgedrückt werden
- Auseinandersetzung mit Belastungen oder Grenzsituationen (z. B. Schmerzen, Sterben, Trauer)
- Bewusstmachen und Durchsetzen eigener Bedürfnisse

Ergänzung

Schmidbauer, W.: Helfersyndrom und Burn-out-Gefahr, München, 2002.

7 Berufliche Belastungen bewältigen

7.4 Stress und Burn-out

Die von außen oder innen kommenden **Anforderungen** (Stressoren) führen zu dem **Erleben von Stress** (Druck, Spannung). Hier gilt es, ein **Gleichgewicht** zu **erhalten,** sich dieser Stressoren bewusst zu werden und die Situation zu bewältigen. Anhaltender, nicht kompensierter Stress kann zu einem **Burn-out** führen, das als Zustand völliger psychischer und körperlicher **Erschöpfung** als Reaktion auf tätigkeitspezifische Belastungen beschrieben wird.

Nennen Sie je drei Stressoren aus Ihrem Arbeitsleben, Stressreaktionen (Folgen) und Maßnahmen der Bewältigung.

7.4 Stress und Burn-out

Stressoren

- unzureichende Arbeitsbedingungen, Ärger, Konflikte, Zeit- und Termindruck
- Belästigungen (Mobbing), Angst vor Arbeitsplatzverlust
- erhöhte Anforderungen/körperliche Belastungen, häufige Überstunden etc.

Stressreaktionen

- Verhalten (z. B. Gewalt/Aggression, Ablehnung, Rückzug)
- Gefühle (z. B. Angst, Ärger, Ohnmacht, Selbstmitleid)
- Denken (z. B. Konzentrationsstörungen, Unflexibilität, Entscheidungsunfähigkeit)
- Körper (z. B. Kopfschmerzen, Durchfall, Zittern, Sprachstörungen)

Maßnahmen der Bewältigung

- Einstellungen hinterfragen/verändern (z. B. Wertvorstellungen)
- Stress vermeiden (z. B. „Nein“ sagen, Grenzen setzen, Ziel-/Zeitmanagement)
- Umgang mit Stress erlernen (Ressourcen erkennen, Lösungen erarbeiten)
- Ablenkung suchen, sich erholen (z. B. Hobbys pflegen, Sport/Bewegung, Entspannungsübungen, ausreichend Schlaf, gesunde Ernährung)

Ergänzung

Das Burn-out-Syndrom verläuft in Phasen über einen längeren Zeitraum, z. B. Überengagement, Schuldgefühle, Resignation, Aggression, Rückzug, Leistungsabfall.

Zeitmanagement: Arbeitsaufgaben bzgl. Wichtigkeit und Dringlichkeit einschätzen

7 Berufliche Belastungen bewältigen

7.5 Mobbing

Beim **Mobbing** wird eine Person oder Gruppe von einer anderen Person oder Gruppe dauerhaft **belästigt.** Diese Belästigungen erfolgen durch ein negatives Verhalten und eine negative Kommunikation, z. B. durch Angriffe auf die sozialen Beziehungen, das Ansehen, die Arbeitsleistung und das Verhalten. Folge dieser Stresssituationen sind oftmals krank machende Symptome oder eine Flucht vom Arbeitsplatz. Man spricht dagegen vom Bossing, wenn durch den Vorgesetzten gemobbt wird.

Nennen Sie fünf Hilfen für Betroffene.

7.5 Mobbing

- aktiv verhalten und sich direkt wehren
- Probleme rechtzeitig offen ansprechen, Opferrolle nicht annehmen, Vorgesetzte mit einbeziehen
- Stressbewältigungsstrategien entwickeln, Supervision, Coaching
- Hilfe holen (Betriebs-/Personalrat, Gleichstellungsbeauftragte, Beratungsstellen, Gesundheitsamt)
- ggf. mobbingfördernde Umgebung verlassen und kündigen

Ergänzung

Sinnvoll ist es, im Vorfeld eigene sozial-kommunikative Kompetenzen zu fördern, um auch konstruktiv mit Konflikten umzugehen, Konfliktmanagement → K 15
Stressbewältigungsstrategien, Stress und Burn-out → K 47
Supervision: (lat. = von oben betrachtet); freiwillige Team- oder Einzelsitzungen unter Leitung eines Supervisors, Ziele: sozial-kommunikative Kompetenzen verbessern, Reflexions- und Lernprozesse fördern, Rollenerwartungen klären

7 Berufliche Belastungen bewältigen

7.6 Ethische Dilemmasituationen in der Pflege

Oft belasten konkurrierende Werte und moralische Konflikte die Pflegesituation und die Arbeit im Team. Ziel ethischer Entscheidungen ist ein **verantwortliches Handeln** aller Personen, die von dieser Situation betroffen sind. Wichtige Werte und Prinzipien sind dabei **Würde, Fürsorge, Gerechtigkeit und Autonomie.**

Erläutern Sie die für den Pflegeberuf wichtigen Werte und Prinzipien näher.

7.6 Ethische Dilemmasituationen in der Pflege

Würde: Ehrfurcht vor dem Leben, Respekt vor dem Menschsein, Eigenarten achten, Aufrichtigkeit, Verschwiegenheit
Fürsorge *(care):* verantwortungsvolle Gestaltung einer asymmetrischen Beziehung, Fürsprecher, Zuwendung, Einfühlsamkeit, Interesse, Selbstfürsorge
Gerechtigkeit: Gleichberechtigung unabhängig von Alter, Geschlecht, Gesundheitszustand, Nationalität und sozialem Stand, professioneller Umgang
Autonomie: wahrhaftige, fortlaufende und verständliche Information, Einbeziehen des Gegenübers in die Planung und Durchführung der Pflege, Respekt vor Entscheidungen und Wertehaltungen bzw. Handeln im besten Interesse des Patienten

Ergänzung

Die **ethischen Prinzipie**n beschreiben das Ethos der Pflege; Charaktereigenschaften und Fähigkeiten, die eine menschliche Pflege ausmachen. Der Weltbund der Krankenpflegerinnen und -pfleger (ICN) hat ebenfalls einen **Ethik-Kodex** für Pflegefachpersonen aufgestellt, der anhand von vier Grundelementen den Standard ethischer Verhaltensweisen beschreibt.
Arndt, M.: Ethik denken – Maßstäbe zum Handeln in der Pflege, Stuttgart, 2. Aufl. 2007.

7 Berufliche Belastungen bewältigen

7.7 Ethische Entscheidungen treffen

Konkrete Hilfestellung bei einem ethischen Dilemma im pflegerischen Alltag bietet der Einsatz von **Modellen zur Entscheidungsfindung.** Dabei wird **strukturiert** und **lösungsorientiert** vorgegangen. Die getroffenen Entscheidungen sollten im Sinne des professionellen Handelns begründbar und patientenorientiert getroffen werden.

Bringen Sie die unten aufgeführten Handlungsschritte in eine sinnvolle Reihenfolge und erläutern Sie diese.

- ethische Bewertung
- Perspektivwechsel
- Handlungsalternativen
- eigene Betroffenheit
- Entscheidung

7.7 Ethische Entscheidungen treffen

1. **Eigene Betroffenheit:** Was hat mich in der Situation berührt? Welche Gefühle wurden ausgelöst?
2. **Perspektivwechsel:** Wie würde ich die Situation aus der Perspektive der beteiligten Personen erleben? Welche Gefühle und Gedanken würden mich bewegen?
3. **Ethische Bewertung:** Welche ethischen Werte geraten in Konflikt? **Handlungsalternativen:** Welche verschiedenen Handlungsmöglichkeiten gibt es? Welche Folgen sind zu erwarten?
4. **Entscheidung:** Bei welcher Vorgehensweise wird der verletzte Wert am ehesten verwirklicht?

Ergänzung

Modelle zur ethischen Situationseinschätzung oder Fallbesprechung verlaufen ebenfalls prozesshaft. Nach der Sammlung der Fakten, die zur Klarheit des Problems führen, werden das Wohlbefinden und die Autonomie des Patienten sowie die Verantwortlichkeit der Betreuenden abgewogen und bewertet. Anschließend kommt es zur begründeten Beschlussfassung (z. B. Nimwegener Methode für ethische Fallbesprechung).

7 Berufliche Belastungen bewältigen

7.8 Abschied und Trauer

Bei der **Trauer** handelt es sich um **intellektuelle und emotionale Reaktionen** und **Verhaltensweisen** von Personen, Familien und Gemeinschaften auf einen Verlust. Auch Sterben ist ein Verlust, den der Patient, aber auch seine Umgebung und insbesondere nahe stehende Angehörige, erleben.

Erläutern Sie, was unter dem Begriff Trauerarbeit vonseiten des therapeutischen Teams zu verstehen ist, und nennen Sie mindestens vier Beispiele.

7.8 Abschied und Trauer

Unter **Trauerarbeit** wird die Verarbeitung eines erlebten Verlustes verstanden. Der Trauernde sollte selbst aktiv werden. Auch von Pflegefachpersonen und anderen Mitarbeitern aus dem therapeutischen Team (z.B. Psychologen, Seelsorger, Ärzte) können Bewältigungsmechanismen angeboten werden, um die Trauer bewusst zu machen und zu überwinden.

Beispiele:

- Kennen und Zulassen der Trauerphasen, der emotionalen Veränderungen und Verhaltensweisen
- Unterstützung beim Anerkennen der Realität und der Entscheidung zum Leben
- Hilfestellung zum Bewerten des Verlustes geben und Chance der Neuorientierung aufzeigen
- Trauer- und Verabschiedungsrituale; Verabschiedung von Verstorbenen zu Hause oder in Institutionen; Musik, Geschichten/Gedichte, Ankleiden, Gottesdienste, Beten, Begleitungen zum Friedhof mit anschließendem Beisammensein
- Unterstützung durch professionelle Trauerbegleitung, Selbsthilfegruppen, Trauerberatung

Ergänzung

Trauerphasen nach Verena Kast → K 178

8 Pflegesituation Sicherheit

8.1 Verminderte Herzleistung (P)

Bei einer **verminderten Herzleistung** wirft das Herz nicht ausreichend Blut aus, um metabolischen (= stoffwechselbedingten) Anforderungen des Körpers zu genügen. Ursache ist oftmals eine koronare Herzkrankheit (KHK), die sich z. B. in einer Herzinsuffizienz, einem Herzklappenfehler oder einem Herzinfarkt äußert.

Beschreiben Sie vier präventive Maßnahmen, die das Risiko der Entstehung einer koronaren Herzkrankheit reduzieren.

8.1 Verminderte Herzleistung (P)

- Ernährung: ausgewogen, vitamin-, mineralstoff- und ballaststoffreich, fett- und salzarm, ausreichend trinken (≥ 1,5 l/24 Std.)
- BMI im Normbereich, angepasste Kalorienzufuhr
- regelmäßige, ausdauernde Bewegung (ca. 3 ×/Woche ≥ 30 Min. mit erhöhter Pulsfrequenz)
- nicht rauchen, mäßiger Genuss von Alkohol und Kaffee
- Stressprophylaxe, Entspannungsmethoden einsetzen, Ausgleich suchen
- regelmäßige Arztbesuche, Vorsorgeuntersuchungen

Ergänzung

BMI, Ernährungszustand einschätzen → K 87

8 Pflegesituation Sicherheit

8.2 Vitalzeichen einschätzen

Das Einschätzen der **Vitalzeichen** erlaubt Rückschlüsse auf die Organfunktion und das psychische Wohlbefinden eines Menschen. Neben der Atmung und der Temperatur werden vor allem auch der **Blutdruck** und der **Puls** ermittelt.

Füllen Sie die mittlere und die rechte Spalte der Tabelle aus.

Vitalzeichen	Puls	Blutdruck
Beschreibung		
Normwerte: Ältere Menschen Erwachsene Kleinkinder Säuglinge		
Messorte		
Veränderungen		

Tab. 8.1 Kennzeichen von Puls und Blutdruck

8.2 Vitalzeichen einschätzen

Vitalzeichen	Puls	Blutdruck
Beschreibung	fühlbarer Anstoß der Druckwelle der Herzkontraktion an die Arterienwand	Druck, den das strömende Blut auf die Gefäßwand ausübt
Normwerte: Ältere Menschen Erwachsene Kleinkinder Säuglinge	 ca. 70–90 Schläge/Min. ca. 60–80 Schläge/Min. ca. 100–120 Schläge/Min. ca. 120–140 Schläge/Min.	 ca. 140/90 mmHg ca. 120/80 mmHg ca. 90/60 mmHg ca. 80/60 mmHg
Messorte	z. B. A. carotis, A. femoralis, A. radialis, Fontanelle des Säuglings	direkt (Katheter) = A. radialis/A. femoralis indirekt (Manschette) = A. brachialis/Oberarm
Veränderungen	Bradykardie: Puls ↓ Tachykardie: Puls ↑ Arrhythmie: Rhythmusstörung hart, weich, fadenförmig	Hypotonie: Blutdruck ↓ Hypertonie: Blutdruck ↑

Tab. 8.1 Kennzeichen von Puls und Blutdruck

Ergänzung

Atemfähigkeit einschätzen → K 131, Körpertemperatur einschätzen → K 64, → K65

8 Pflegesituation Sicherheit

8.3 Prä- und postoperative Versorgung

Eine **bevorstehende Operation** wird von vielen Menschen als Stress erlebt. Unsicherheiten über den Verlauf und das Ergebnis, unzureichende Informationen und Angst vor Schmerzen begleiten diese Situation.

Nennen Sie vier allgemeine pflegerische Maßnahmen zur

- präoperativen Versorgung,
- postoperativen Nachsorge eines operierten Menschen.

8.3 Prä- und postoperative Versorgung

Präoperativ

- Material zusammenstellen, Ernährungszustand einschätzen, Einüben postoperativer Fähigkeiten, Nahrungs-/Flüssigkeitskarenz, Abführmaßnahmen, Rasur am OP-Tag (evtl. im OP)
- ggf. Thromboseprophylaxe, Körperreinigung, Schmuck ablegen und sicher verwahren, OP-Kleidung bereithalten, Vitalzeichenkontrolle, Prämedikation, Hilfsmittel evtl. bis zur OP-Schleuse belassen (Brille/Hörgerät/Prothese), Patientenzimmer/Bett vorbereiten

Postoperativ

- Übergabe im OP (Informationen einholen), sicherer Transport auf die Station, regelmäßige Kontrolle von Drainagen/Infusionen/Verbänden/Sonden, Überwachung von Vitalzeichen, Bewusstsein, Schmerzen, Ausscheidungen
- psychische Betreuung, Prophylaxen, Flüssigkeits-/Ernährungsaufbau, Positionswechsel, Mobilisation, weitere Verordnungen

Ergänzung

Konkretisierung der Maßnahmen nach Standards und Besonderheiten, **Aufklärungs- und Informationsgespräche reduzieren die Unsicherheit und Angst des Patienten** (Wissensdefizite abbauen).

8 Pflegesituation Sicherheit

8.4 Umgang mit venösen Zugängen

Die Punktion der Venen dient zum einen der Blutabnahme zu diagnostischen Zwecken, zum anderen der Zufuhr von Infusionen, Transfusionen und Medikamenten. Der Zugang kann über einen **Butterfly,** eine periphere **Venenverweilkanüle** oder über einen **zentralvenösen Venenkatheter** (ZVK) erfolgen. Für den Umgang mit venösen Zugängen sind die jeweiligen hausinternen Standards zu beachten.

Erläutern Sie den Einsatz und den pflegerischen Umgang mit Venenverweilkanülen und zentralvenösen Venenkathetern.

8.4 Umgang mit venösen Zugängen

Einsatz

- periphere Venenverweilkanüle (Braunüle®/Viggo®/Venüle®), z. B. für Elektrolytlösungen, Kurzinfusionen, Antibiotika, Zytostatika (eher Portkatheter), Liegedauer so kurz wie möglich (Herstellerangaben beachten)
- ZVK bei Langzeitinfusionstherapie, z. B. für hypertone Lösungen, parenterale Ernährung

Pflegerischer Umgang bei peripheren Verweilkanülen und ZVK

- hygienische Händedesinfektion vor jeder Manipulation, tägliche Beobachtung der Punktionsstelle auf Infektionszeichen, regelmäßiger aseptischer Pflasterwechsel, sichere Fixierung, Dokumentation, so wenig wie möglich diskonnektieren
- hausinternen Standard beachten

Ergänzung

Infusionen verabreichen → K 184

Butterfly: Flügelkanüle, die einmalig zur Blutabnahme oder zur Zufuhr von Medikamenten benutzt wird; sie kann für Infusionen auch in das Subkutangewebe eingesetzt werden

Portkatheter: subkutan dauerhaft angelegter Zugang in ein (meist venöses) Gefäß

8 Pflegesituation Sicherheit

8.5 Infektionsgefahr (P)

Bei einer **Infektionsgefahr** handelt es sich um das Vorliegen eines erhöhten Risikos für das Eindringen und Vermehren pathogener Mikroorganismen in den Körper.

Erläutern Sie drei Risikofaktoren, die zu einer Infektion im Körper führen können.

8.5 Infektionsgefahr (P)

- chronische Krankheiten, z. B. Diabetes mellitus, Adipositas
- fehlendes Wissen
- unzureichende Abwehrmechanismen, z. B. durch
  - verletzte Haut, Gewebezerstörung
  - Stauung von Körperflüssigkeiten
  - Veränderung der normalen Körperflora (durch Antibiotika, Antimykotika, Virustatika)
  - Immunsuppression
  - Leukopenie, niedriges Hämoglobin
  - unterdrückte entzündliche Reaktion
  - Mangelernährung

Ergänzung

Nosokomiale Infektionen, Aufgabenfelder der Hygiene → K 35
Infektionskette, Übertragungswege einer Infektionskrankheit → K 37
Hygienemanagement → K 41

8 Pflegesituation Sicherheit

8.6 Wundmanagement

Ein **Wundmanagement** hat das Ziel, **qualitäts-** und **kostenorientiert** sowie **individuell** im therapeutischen Team die Wunden von Patienten zu behandeln. Dabei werden die Maßnahmen und Therapien auf Nutzen und Wirksamkeit überprüft. Der Expertenstandard „Pflege von Menschen mit chronischen Wunden" konzentriert sich dabei auch auf die Wundheilung und Rezidivprophylaxe.

Erläutern Sie vier Aufgaben der Pflege in Zusammenhang mit einem Wundmanagement.

8.6 Wundmanagement

Gemeinsam (Ärzte, Pflegefachpersonen, ggf. Wundmanager etc.) organisatorische Strukturen auf der Station schaffen, d. h.

- Bereithalten von differenzierten Dokumentationsbögen
- Kenntnisse der Wundbeurteilung und Wundreinigung
- Durchführung von Verbandswechseln und Verbandstechniken nach Hygienerichtlinien und Standards
- systemische Maßnahmen zur Unterstützung der Wundheilung, Kenntnisse der Wundauflagen
- Information, Anleitung und Schulung des Patienten
- Dokumentation, regelmäßiger Austausch

Ergänzung

Die Durchführung der Maßnahmen kann an qualifizierte Pflegefachpersonen delegiert werden und erfolgt nach Arztverordnung.

Wundbeurteilung: Wundstadien (Beläge, Nekrosen, Granulation, Epithelisation), Beschaffenheit des Exsudats, Ausmaß der Sekretion, Blutungsneigung, Wundumgebung, Schmerzsituation, Infektionszeichen, ggf. Vermessen oder Fotografieren der Wunde

Verbandswechsel → K 188
Wundauflagen → K 187

8 Pflegesituation Sicherheit

8.7 Umgang mit Drainagen

Wunddrainagen haben das Ziel, Wundsekrete, Luft und Blut aus Wunden und Körperhöhlen zu therapeutischen oder prophylaktischen Zwecken abzuleiten bzw. abzusaugen. Je nach Drainagesystem erfolgt eine passive oder aktive Ableitung.

Erläutern Sie die Funktion und den Umgang mit den nachfolgenden Drainagen:

- Redon-Drainage
- Vakuumversiegelung
- T-Drainage
- Robinson-Drainage
- Easy-Flow-Drainage

8.7 Umgang mit Drainagen

Redon-Drainage: geschlossenes System, unkontrollierter Sog durch Vakuumsystem
Vakuumversiegelung: geschlossenes System, kontrollierter Sog/Vakuumpumpe
- Sogkontrolle
- Flaschenwechsel bei Sogverlust
- Durchgängigkeit gewährleisten

T-Drainage: halb offenes System, Schwerkraftdrainage, postoperative Ableitung von Gallenflüssigkeit

Robinson-Drainage: geschlossenes System, über Schwerkraft, weiche intraabdominelle Silikondrainage
- Drainageschläuche nicht durchhängen lassen
- freien Abfluss gewährleisten

Easy-Flow-Drainage: Silikon-/Latexdrainage, passive Drainage ohne Sog, funktioniert über Kapillardruck, Ableitung in einen Drainagebeutel
- regelmäßige Verbandskontrolle
- Hautschutz

Ergänzung

Für den Umgang mit Drainagen gilt allgemein die **Beobachtung** auf Sekretmenge, -farbe, -beimengungen, -geruch, -konsistenz, Entzündungszeichen, Temperatur, Schmerzen.
Umgang mit Thoraxdrainagen → K 141

8 Pflegesituation Sicherheit

8.8 Umgang mit Zytostatika

Zytostatika werden im Rahmen einer **Chemotherapie** eingesetzt und greifen in die Zellteilung ein. Die Zubereitung wird heutzutage von geschultem Personal in Apotheken vorgenommen. Die Applikation erfolgt i. d. R. durch den Arzt.

Erläutern Sie Sicherheitsmaßnahmen im Umgang mit Zytostatika und beschreiben Sie Ihr Vorgehen, wenn es zur Freisetzung von Zytostatika kommt (Notfallset).

8.8 Umgang mit Zytostatika

Sicherheitsmaßnahmen

- regelmäßige Einweisung in den Umgang mit Zytostatika
- Schwangere und Jugendliche dürfen keinen Umgang mit Zytostatika haben
- bei Hautkontakt sofort mit viel Wasser abspülen, bei Kontamination der Augen mit NaCl-Lösung spülen (10 Min.), Augenarzt aufsuchen (Arbeitsunfall dem Betriebsarzt melden), ggf. Kleidung wechseln (Dokumentation)
- Zytostatikaabfall ist Sondermüll (spezielle Abfallbehälter), Reste in die Apotheke zurückgeben
- Körperausscheidungen der Patienten sind ca. 24–30 Std. als kontaminiert zu behandeln

Notfallset für Zytostatika

- Einsatz bei Freisetzung der Zytostatika (z. B. bei zerbrochenem Material)
- kontaminierten Bereich kennzeichnen, absperren, sichern
- Schutzausrüstung anziehen, ausgelaufene Lösungen als Sondermüll entsorgen, gründliche Reinigung der Flächen

Ergänzung

Das **Notfallset** beinhaltet Handschuhe, Labor-Schutzbrille, flüssigkeitsdichte Überkittel und Überschuhe, Atemmaske, Tupfer, Kompressen, Zellstoff, spezielle Abfallbeutel, Alkohol zum Reinigen der Flächen, Arbeitshinweise.

8 Pflegesituation Sicherheit

8.9 Umgang mit Transfusionen

Bei einer **Transfusion** werden **Blut, Plasma** oder **Blutbestandteile** durch eine intravenöse Infusion verabreicht. Voraussetzung ist die Übereinstimmung der Blutgruppe von Spender und Empfänger (Kreuzprobe).

Ergänzen Sie die Textpassage mit den unten stehenden Begriffen.

Blutprodukte werden bei _____ transfundiert. Das Aufwärmen kann auch über spezielle _____ erfolgen. Die Transfusion wird mit einem speziellen _____ verabreicht. Vor dem Verabreichen erfolgt eine _____. Transfusionszwischenfälle zeigen sich durch Unruhe, Übelkeit, Brechreiz, Atemnot, _____ oder Fieber bzw. Schüttelfrost. In diesem Fall ist die Transfusion sofort _____ und der Arzt zu benachrichtigen.

allergische Reaktionen, Blutwärmegeräte, abzustellen, Zimmertemperatur, Sicherheitsüberprüfung, Transfusionsbesteck

8.9 Umgang mit Transfusionen

Blutprodukte werden bei Zimmertemperatur transfundiert. Das Aufwärmen kann auch über spezielle Blutwärmegeräte erfolgen. Die Transfusion wird mit einem speziellen Transfusionsbesteck verabreicht. Vor dem Verabreichen erfolgt eine Sicherheitsüberprüfung. Transfusionszwischenfälle zeigen sich durch Unruhe, Übelkeit, Brechreiz, Atemnot, allergische Reaktionen oder Fieber bzw. Schüttelfrost. In diesem Fall ist die Transfusion sofort abzustellen und der Arzt zu benachrichtigen.

Ergänzung

Für die Durchführung der Transfusion (Kreuzprobe und Verabreichung) ist grundsätzlich der Arzt zuständig. Diese Maßnahme darf nicht an Pflegende delegiert werden.

8 Pflegesituation Sicherheit

8.10 Umgang mit Arzneimitteln

Als **Arzneimittel (Medikament)** werden **Stoffe und Stoffgemische** zu diagnostischen Zwecken oder zur Verhütung bzw. Behandlung von Erkrankungen bezeichnet. In vielen Kliniken ist auch eine direkte Onlinekommunikation mit der Apotheke möglich. So können Fragen zur Bestellung und/oder Verabreichung konkret und schnell beantwortet werden. Den Umgang mit Medikamenten regelt das **Arzneimittelgesetz.**

Erläutern Sie je vier Kriterien hinsichtlich

1. der Bestellung,
2. dem Richten und
3. dem Verabreichen von Arzneimitteln.

8.10 Umgang mit Arzneimitteln

1. **Bestellen:** fester Zeitpunkt/Uhrzeit, Stationsarzt überprüft die Bestellung im EDV-System, bestätigt durch seine Legitimation (Validation); Auswahl nach gelisteten AM, Sonder- bzw. Importanforderungen über Ober- bzw. Chefarzt (schriftlich); Menge dem Verbrauch entsprechend bestellen, Kontrolle nach Lieferung auf Vollständigkeit
2. **Richten:** nach schriftlicher Dokumentation durch den Arzt, Hände waschen/desinfizieren, Einzeldosis- bzw. Dispenserbehälter mit vollständigem Namen des Patienten und Zimmernummer versehen, Tropfen unmittelbar vor Verabreichung richten, Verfallsdatum prüfen, AM auf Aussehen, Geruch, Verfärbungen, Ausflockungen etc. beobachten, eingeschweißte Medikamente in der Folie belassen, bei Mehrfachdosisampullen, Flüssigkeiten/Sirup etc. das Anbruchsdatum, Uhrzeit und ggf. Aufbrauchsfrist auf der Flasche vermerken
   - dreifache Kontrolle des AM beim Herausnehmen 1. aus dem Schrank, 2. aus der Schachtel/Umverpackung und 3. beim Zurückstellen/Einordnen
   - **„5-R-Regel" beachten** (**r**ichtiger Patient, **r**ichtiges AM, **r**ichtige Dosierung, **r**ichtige Applikationsart, **r**ichtiger Zeitpunkt; außerdem korrekte Dokumentation)
3. **Verabreichen:** beim Austeilen auf Besonderheiten und Zeitpunkt der Einnahme hinweisen, ggf. Hilfestellungen bei der Einnahme, evtl. verbleiben die Medikamente bis zur Einnahme im Stationszimmer, Einnahme kontrollieren (verwirrte Patienten), Einnahme mit viel Flüssigkeit (Ausnahmen!), AM-Verabreichung über die Sonde klären
   - Falls das AM nicht selbst gerichtet wurde: Gegenkontrolle vor Verabreichung!

8 Pflegesituation Sicherheit

8.11 Arzneimittel lagern

Die Entnahme von Arzneimitteln an den verschiedenen **Lagerungsorten** erfolgt nur durch befugte Personen (Pflegefachpersonen und Ärzte). Dabei müssen Verwechslungen vermieden werden, die Qualität des Lagerungsortes muss gewährleistet sein und eine **regelmäßige Kontrolle** der Arzneimittel auf **Haltbarkeit und Unversehrtheit der Verpackung** stattfinden. Dabei wird ein Ordnungsprinzip eingehalten: „first in, first out“.

Erläutern Sie das First-in-First-out-Prinzip und nennen Sie je drei Besonderheiten folgender Aufbewahrungsorte für Arzneimittel:

- Kühlschrank
- Betäubungsmittelschrank
- Arzneimittelschrank

8.11 Arzneimittel lagern

First-in-First-out-Prinzip: AM, die zuerst eingelagert werden, sollten auch zuerst verbraucht werden, frühes Verfallsdatum nach vorn sortieren, angebrochene Packungen zuerst verwenden

Kühlschrank

- gilt nur für spezielle AM oder angebrochene Mehrfachdosisampullen (z. B. Heparin), Augen- bzw. Nasentropfen und -salben, Impfstoffe und Seren etc.
- Temperatur zwischen +2 und +8 °C
- tägl. Kontrolle und Dokumentation, regelmäßiges Reinigen, Desinfizieren, Abtauen

Betäubungsmittelschrank

- enthält AM mit Abhängigkeitspotenzial (Betäubungsmittel)
- ist ein Safe, der Schlüssel wird von der zuständigen Pflegefachperson aufbewahrt
- Regelungen zur Lagerung, Zufuhr und Entnahme finden sich im BtMG

Arzneimittelschrank

- Raumtemperatur 15–25 °C
- ist abschließbar und nur Befugten zugänglich

Ergänzung

Beipackzettel und Verpackungen nicht verwerfen! Blister oder Tabletten, Kapseln etc. nicht einzeln aufbewahren!

Umgang mit Betäubungsmitteln → K 63

8 Pflegesituation Sicherheit

8.12 Umgang mit Betäubungsmitteln

Das **Betäubungsmittelgesetz** regelt als Bundesgesetz den Verkehr mit Betäubungsmitteln. Zur Ergänzung gibt es in den Institutionen Standards oder Verfahrensanweisungen.

Lesen Sie sich das Fallbeispiel durch und erläutern Sie Ihr detailliertes Vorgehen in dieser Situation.

Frau N., 72 Jahre alt, wird aufgrund eines Lungenkarzinoms und Knochenmetastasen mit starken Schmerzen ins Krankenhaus eingeliefert. Als Erstmaßnahme soll die Patientin u. a. sofort 20 mg Sevredol® (schnell und kurz wirksames Morphinpräparat) und 2 × 30 mg MST® Retard Tabletten als Dauermedikation oral bekommen. Beide Medikamente sind aber zurzeit nicht im Betäubungsmittelvorrat vorhanden.

8.12 Umgang mit Betäubungsmitteln

Sind Alternativen zu Sevredol® und MST® vorhanden? Wenn nicht, sind direkt für die ersten Stunden die BtM z. B. bei der Nachbarstation auszuleihen.

- **Doppelte Dokumentation:** Die abgebende Station dokumentiert die Abgabe mit Namen der Empfängerstation; die Empfängerstation dokumentiert mit Namen der Herkunftsstation in ihrem BtM-Buch den Empfang.
- Wird das BtM nur für einen Patienten zur sofortigen Gabe ausgeliehen, reicht der Austrag auch nur bei der abgebenden Station mit Angabe des Patientennamens.
- **Arzt stellt** das erforderliche **Rezept aus.**
- **3-teiliger BtM-Anforderungsschein,** Teil III verbleibt beim verordnenden Arzt (muss 3 Jahre aufbewahrt werden), Apotheke nimmt Teil I und II an, Teil I verbleibt in der Apotheke, Teil II geht gemeinsam mit der Lieferung an die Station (kann auch gefaxt werden, dann verbleibt Teil II gleich auf der Station).
- Eintragen der Zugänge in das BtM-Buch → Frau M. erhält ihr BtM → Austragen im BtM-Buch.
- Examiniertes Pflegepersonal erhält gegen Rezept und Unterschrift auch direkt die erforderlichen Betäubungsmittel in der Krankenhausapotheke.

Ergänzung

Falls ein BtM verworfen werden muss (heruntergefallen/zerstört, verfallen oder falsche Zubereitung), geschieht dies in Gegenwart von zwei Zeugen mit anschließender Dokumentation aller im BtM-Buch.

8 Pflegesituation Sicherheit

8.13 Hypothermie (P)

Als **Hypothermie** wird eine **Körperkerntemperatur unter dem Normalmaß** (≤ 36 °C) beschrieben. Mögliche Ursachen: längerer Aufenthalt in einer kühlen, nassen Umgebung, Schädigung des Temperaturregulierungszentrums, Mangelernährung, Verletzungen oder Alkoholkonsum. Die akuten Symptome und Folgen einer Hypothermie lassen sich in drei Stadien einteilen.

Füllen Sie die rechte Spalte der Tabelle aus und nennen Sie drei wärmefördernde pflegerische Maßnahmen.

Stadien	Symptome
I – Erregung 32–35 °C zentral	
II – Erschöpfung 28–32 °C zentral	
III – Lähmung unter 28 °C zentral	

Tab. 8.2 Stadien der Hypothermie

8.13 Hypothermie (P)

Stadien	Symptome
I – Erregung 32–35 °C zentral	Muskelzittern, Schmerzen (Akren), ↑ O_2-Verbrauch, zunehmend apathisch, Tachykardie, Tachypnoe, Hypertonie
II – Erschöpfung 28–32 °C zentral	Muskelstarre, reduzierter Stoffwechsel, Somnolenz, Bradykardie, Bewusstseinseintrübung, erweiterte Pupillen, Atemdepression
III – Lähmung unter 28 °C zentral	weite, lichtstarre Pupillen, Koma, Kammerflimmern, Asystolie, Apnoe

Tab. 8.2 Stadien der Hypothermie

Wärmefördernde Maßnahmen

- warme Raumumgebung, Wärmelampen
- Körper mit Decken/Wärmefolien zudecken, warme Kleidung
- warme Getränke
- externe Wärme zuführen: Warmwasserbad, Wärmematten/-flaschen/-packs, Heizkissen

8 Pflegesituation Sicherheit

8.14 Hyperthermie (P) und Fieber (P)

Als **Hyperthermie** wird in den NANDA Pflegediagnosen eine **Erhöhung der Körperkerntemperatur** über das Normalmaß (≥ 37,5 °C) beschrieben. Dabei handelt es sich um eine unphysiologische Überwärmung des Organismus gegen die Steuerung des Thermoregulationszentrum. Sie ist schwer abzugrenzen vom Fieber: Erhöhung der Körperkerntemperatur infolge einer zentralen Temperatursollveränderung.

Füllen Sie die rechte Spalte der Tabelle aus und nennen Sie je drei subjektive und objektive Fieberzeichen.

Temperaturbezeichnung	Temperaturhöhe (rektal)
Subfebrile Temperatur	
Leichtes Fieber	
Mäßiges Fieber	
Hohes Fieber	
Sehr hohes Fieber	

Tab. 8.3 Einteilung der Temperaturhöhe

8.14 Hyperthermie (P) und Fieber (P)

Temperaturbezeichnung	Temperaturhöhe (rektal)
Subfebrile Temperatur	37,5–38,0 °C
Leichtes Fieber	38,1–38,5 °C
Mäßiges Fieber	38,6–39,0 °C
Hohes Fieber	39,1–39,9 °C
Sehr hohes Fieber	≥ 40 °C

Tab. 8.3 Einteilung der Temperaturhöhe

Subjektive Fieberzeichen: allg. Krankheitsgefühl, wechselndes Hitze-/Kälteempfinden, Muskelzittern, Glieder- und Kopfschmerzen
Objektive Fieberzeichen: Tachypnoe, Tachykardie, Schüttelfrost, Hautveränderungen je nach Fieberhöhe (blass/kalt, gerötet/heiß, schweißig), Fieberkrämpfe/-delirium

Ergänzung

Fieberreduzierende Pflegemaßnahmen → K 66

8 Pflegesituation Sicherheit

8.15 Fieberreduzierende Pflegemaßnahmen

Klassische Fieberverlaufstypen sind aufgrund heutiger medikamentöser Therapien selten geworden. **Fieberverläufe** sind im Allgemeinen durch drei Stadien gekennzeichnet, in denen unterschiedliche pflegerische Interventionen nötig sind.

Ordnen Sie den unten aufgeführten Fieberverläufen Kennzeichen zu und beschreiben Sie relevante Pflegemaßnahmen.

- Fieberanstieg
- Fieberhöhe
- Fieberabfall

8.15 Fieberreduzierende Pflegemaßnahmen

Fieberanstieg: ↑ Kreislauf/Atmung, Schüttelfrost, allgemeines Krankheitsgefühl, Unruhe
→ Vitalzeichenkontrolle, Wärmezufuhr (zudecken, warmer Tee, warme Umgebung/Kleidung), Sicherheit vermitteln, bei Kindern auf Krämpfe achten, Arztinformation
Fieberhöhe: ↑ Temperatur/Atemfrequenz/Puls, trockene, gerötete Haut, fiebrig glänzende Augen, Hitzegefühl (ggf. Fieberdelirium)
→ Vitalzeichen-/Bewusstseinskontrolle, kühle Getränke, dünne Laken, Wadenwickel/Kühlelemente, leichte Abwaschungen (ggf. Pfefferminz-/Zitronenzusatz), Frischluftzufuhr, (ggf. bakteriologische Maßnahmen/fiebersenkende Medikamente)
Fieberabfall: ↓ Temperatur/Puls, Schweißausbrüche (Lysis/Krisis), Durst, konzentrierter, dunkler Urin, Schwächegefühl, Schlafbedürfnis
→ Vitalzeichenkontrolle, ↑ Flüssigkeitszufuhr, Haut- und Körperpflege anbieten, Wäschewechsel, Prophylaxen (z. B. Dekubitus-, Intertrigoprophylaxe)

Ergänzung

Fieberkrämpfe: Ursache unklar, treten nur bei Fieber auf → Sicherheit gewährleisten
Wadenwickel → K 67
Lysis: langsamer Fieberabfall über mehrere Tage
Krisis: schneller Fieberabfall innerhalb weniger Stunden → Gefahr: Kreislaufversagen

8 Pflegesituation Sicherheit

8.16 Wadenwickel

Wadenwickel werden als **fiebersenkende physikalische Maßnahme** bei einer Temperatur von ≥ 39 °C eingesetzt. Dadurch kann das Fieber innerhalb von 60 bis 90 Minuten um 1 bis maximal 1,5 °C gesenkt werden. Eine raschere Absenkung belastet den Kreislauf zu sehr. Um die Effektivität dieser Maßnahme zu gewährleisten und Folgeschäden zu vermeiden, sind bestimmte Aspekte zu beachten.

Erläutern Sie den Ablauf bei der Vorbereitung, Durchführung und Nachsorge von Wadenwickeln bei Kindern und Erwachsenen.

8.16 Wadenwickel

- Anwendung erst **in der Fieberhöhe;** nicht bei Schüttelfrost (Fieberanstieg)
- **Voraussetzung:** regelrechte Durchblutung und warme Füße und Hände
- Bettschutzauflage; feuchte Tücher locker, faltenfrei um die Waden wickeln, Gelenke aussparen – je feuchter und in je mehr Lagen (max. 3) das Wickeltuch angelegt ist, umso höher ist der Verdunstungseffekt
- **Kinder:** handwarme Wickel: ca. 1–2 °C unter der gemessenen Körpertemperatur, Wickel nur kurz belassen
- **Erwachsene:** kühlere Wickel: ca. 6–8 °C niedriger, jeweils nach ca. 10 Min. bzw. sobald die Tücher warm sind, wechseln, Vorgang 3–4 × wiederholen
- Überwachung der Vitalzeichen, insbesondere Temperaturkontrolle, Temperatur nicht zu schnell senken

Ergänzung

- Wadenwickel können bei Säuglingen ab 6 Monaten durchgeführt werden.
- Vorsichtiger Umgang mit Zusätzen wie z. B. Pfefferminzöl – unterstützt die Verdunstung; wegen des hohen Mentholgehalts bei Säuglingen und gefährdeten Kindern (Kehlkopfkrämpfe/Atemnotanfälle) und bei Patienten mit chronisch obstruktiven Lungenerkrankungen nicht anwenden.
- Wadenwickel werden heute zunehmend durch Coolpacks® ersetzt.

8 Pflegesituation Sicherheit

8.17 Sturzgefahr (P)

Die Sturzgefahr bezeichnet eine erhöhte Gefährdung, sich **durch Fallen körperliche Verletzungen zuzuziehen.** Insbesondere Kinder ≤ 2 Jahre und ältere Menschen ≥ 65 Jahre sind sturzgefährdet. Zur Einschätzung eines Sturzrisikos ist ein umfassendes Sturzassessment hilfreich.
Sturzprophylaxe → K 69

Nennen Sie vier personenbezogene und vier umweltbezogene Risikofaktoren, die zu einem Sturz führen können.

8.17 Sturzgefahr (P)

Personenbezogene Risikofaktoren

- beeinträchtigte funktionale und/oder sensomotorische Fähigkeiten (Bewegungseinschränkungen, Gleichgewichts-/Balancestörungen)
- Kontinenzprobleme
- Schwindel, Bewusstseinsstörungen, körperliche Schwäche, Sehbeeinträchtigung
- akute oder chronische kognitive Beeinträchtigungen, Depression
- Sturzangst/erlebte Stürze

Umweltbezogene Risikofaktoren

- Gefahren in der Umgebung: ungenügende Lichtverhältnisse, Stolperfallen: Teppiche, Fußmatten, nasse Böden, umherliegende Gegenstände, Veränderungen im (Patienten-)Zimmer, ungewohnte Umgebung, freiheitsentziehende Maßnahmen: Fixierungen
- schlecht sitzende Schuhe, zu lange Hosen

Ergänzung

Medikamentenbezogene Risikofaktoren: Polypharmazie (Einnahme von mehreren Medikamenten), Antihypertensiva, Psychopharmaka

Sturzgefahr bei Kindern durch fehlende Selbsteinschätzung und Unkenntnis von Sturzgefahren: Stühle, Tische, Treppen

8 Pflegesituation Sicherheit

8.18 Sturzprophylaxe

Nach Analyse der Risikofaktoren gilt es, sturzgefährdete Menschen **vor Verletzungen** zu **schützen** und **Gefahren auszuschalten.** Da Stürze oft ein multifaktorielles Geschehen sind, reicht das Ausschalten von nur einem Risikofaktor nicht aus.

Erstellen Sie eine Liste mit mindestens acht Maßnahmen, um das Risiko von Stürzen in Institutionen zu minimieren und sturzbedingte Verletzungen zu vermeiden.

8.18 Sturzprophylaxe

Maßnahmen

- Sturzgefahr analysieren, Beratung/Information der Betroffenen
- rutschfeste Schuhe, passende Kleidung, geeignete Inkontinenzhilfsmittel
- Gefahrenquellen ausschalten, z. B. für ausreichende Beleuchtung sorgen
- Stolperstellen vermeiden, z. B. Teppiche, nasse Böden, Stühle aus dem Weg räumen
- Hilfsmittel einsetzen: Gehhilfen, Rollatoren, Haltegriffe in Bad und Toilette anbringen
- Bewegungsübungen, Training der Muskulatur und des Gleichgewichts
- Einsatz von Hüftprotektoren/Sturzhelmen
- Gefahr von Bettgittern/Fixationen bedenken, Bett niedrig stellen, ggf. Matratzen („Schlafnester") auf den Boden legen
- Kinder durch Kindersicherungen schützen, scharfe Ecken und Kanten abpolstern, Bremsen bei Rollgegenständen feststellen, nicht unbeaufsichtigt lassen (Wickeltisch)
- Medikamentengabe überdenken bzw. reduzieren, Schlafmittel rechtzeitig verabreichen
- hilfreiche Gegenstände in der Nähe platzieren, z. B. Klingel, Lichtschalter, Sehhilfen
- gefährdeten Menschen Zeit lassen, sich langsam an veränderte Umgebung zu gewöhnen

Ergänzung

Expertenstandard „Sturzprophylaxe": www.dnqp.de

9 Pflegesituation Wahrnehmung

9.1 Veränderung der Wahrnehmung

Veränderungen der Wahrnehmung betreffen unsere Sinnesorgane und führen zu verminderten, übermäßigen, verzerrten oder beeinträchtigten Reaktionen. Diese Wahrnehmungsstörungen sind je nach Wahrnehmungsfeld zu spezifizieren.

Nennen Sie mindestens vier Wahrnehmungsbereiche und geben Sie jeweils ein Beispiel für eine Störung an.

9.1 Veränderung der Wahrnehmung

- **visuell:** z. B. Sehstörungen, Fehlsichtigkeit, Augenschmerzen, Pupillenveränderungen
- **auditiv:** z. B. Schwerhörigkeit, Hörsturz, Taubheit, oft in Kombination mit vestibulären Faktoren (gestörtes Gleichgewicht)
- **kinästhetisch:** z. B. Bewegungsstörungen, verändertes Gefühl für die Eigenempfindung (Propriozeption) von Körperteilen und -grenzen
- **gustatorisch:** z. B. Geschmacksstörungen
- **taktil:** z. B. Berührungsempfindlichkeiten bei Parästhesien
- **olfaktorisch:** z. B. Geruchsstörungen, -täuschungen, Nasenbluten

Ergänzung

Basale Stimulation® → K 73

Orientierungsstörungen betreffen die anhaltend fehlende Orientierung zu Person, Zeit oder allgemeinen Umständen über mehr als 3–6 Monate. Sie machen eine schützende Umgebung notwendig (Pflegediagnose).

Chronische Verwirrtheit und Orientierungsstörungen → K 77

9 Pflegesituation Wahrnehmung

9.2 Unterstützung bei Sehbehinderung

Fehlsichtigkeit lässt sich durch z. B. Brillen und Kontaktlinsen teilweise oder vollständig korrigieren. Stark sehbehinderte oder blinde Menschen benötigen in einer fremden Umgebung zusätzlich Unterstützung.

Erläutern Sie, wie Sie Patienten mit Fehlsichtigkeit oder Sehbehinderung bei ihren Selbstpflegeaktivitäten unterstützen können.

9.2 Unterstützung bei Sehbehinderung

- **Brillen** sollten stets griffbereit sein bzw. getragen werden, dies erleichtert die Kommunikation, fördert die Selbstständigkeit und Sicherheit
- Brillen einmal tägl. mit einem fettlöslichen Mittel reinigen und trocken reiben
- absolut hygienisches Vorgehen beim Einsetzen/Herausnehmen von **Kontaktlinsen**
- Linsen mit einer Reinigungslösung in einen Aufbewahrungsbehälter legen (links/rechts beachten)
- **blinde** und **sehbehinderte Menschen** immer direkt ansprechen, eine Unterstützung erfolgt nach Patientenwunsch
- Räumlichkeiten beschreiben, keine weiten Wege (z. B. Toilettennähe), Anordnungen im Zimmer nicht ohne vorherige Information verändern (z. B. Telefon), neu hinzugekommene Dinge immer beschreiben bzw. ertasten lassen (z. B. Anordnung der Mahlzeiten)

Ergänzung

Hilfsmittel für sehbehinderte Menschen zur Alltagsbewältigung oder Freizeitgestaltung sind z. B. Bücher mit Brailleschrift, Hörbücher, Blindenstöcke, Sprachcomputer.

Spezielle Augenpflege → K 113

Deutscher Blinden- und Sehbehindertenverband e. V.: www.dbsv.org

9 Pflegesituation Wahrnehmung

9.3 Unterstützung bei Hörbehinderung

Menschen mit **beeinträchtigtem Hörvermögen** benötigen vor allem Unterstützung bei der Wahrnehmung ihrer Sicherheit und der Kommunikation. Bei Schwerhörigen können spezielle Hörgeräte angepasst werden.

Ergänzen Sie die Textpassage mit den unten stehenden Begriffen.

Um _____ zu vermeiden, sollte das Tragen eines Hörgeräts stets sichergestellt werden. Hörgeräte werden _____ oder _____ dem Ohr getragen. Vor dem Einsetzen ist auf eine _____ zu achten. Die _____ erfolgt am Gerät nach Angabe des Patienten. Die Geräte dürfen nicht _____ werden. Bei der Kommunikation ist auf Blickkontakt, eine _____ und nicht zu schnelle bzw. zu _____ Sprache zu achten. Störende Nebengeräusche sollen vermieden werden. _____ oder begleitende Gestik fördern das Verständnis. Bei gehörlosen Patienten kann die _____ oder das Fingeralphabet unterstützend eingesetzt werden.

Aufschreiben, deutliche, Regelung der Lautstärke, Isolation, feucht, Gebärdensprache, im, funktionsfähige Batterie, laute, hinter

9.3 Unterstützung bei Hörbehinderung

Um Isolation zu vermeiden, sollte das Tragen eines Hörgeräts stets sichergestellt werden. Hörgeräte werden im oder hinter dem Ohr getragen. Vor dem Einsetzen ist auf eine funktionsfähige Batterie zu achten. Die Regelung der Lautstärke erfolgt am Gerät nach Angabe des Patienten. Die Geräte dürfen nicht feucht werden. Bei der Kommunikation ist auf Blickkontakt, eine deutliche und nicht zu schnelle bzw. zu laute Sprache zu achten. Störende Nebengeräusche sollen vermieden werden. Aufschreiben oder begleitende Gestik fördern das Verständnis. Bei gehörlosen Patienten kann die Gebärdensprache oder das Fingeralphabet unterstützend eingesetzt werden.

Ergänzung

Deutscher Schwerhörigenbund e. V.: www.schwerhoerigen-netz.de

9 Pflegesituation Wahrnehmung

9.4 Basale Stimulation®

Das **Konzept der Basalen Stimulation®** wurde Mitte der 1970er-Jahre zur Förderung schwerstbehinderter Kinder und Jugendlicher entwickelt. Die grundlegenden wahrnehmungsfördernden **Entwicklungsangebote** werden heute auch in der Pflege Erwachsener mit Kommunikations- und Wahrnehmungsstörungen eingesetzt.

Erläutern Sie anhand von fünf Beispielen, wie Pflegefachpersonen das Konzept der Basalen Stimulation® in ihren pflegerischen Alltag übertragen können.

9.4 Basale Stimulation®

- frühere Gewohnheiten und eigenen Lebensrhythmus beachten
- Appetit fördern, z. B. durch Lieblingsspeisen und -getränke
- atemstimulierende Einreibungen
- Ressourcen nutzen und bei Eigenbewegungen unterstützen
- Wahrnehmung fördern durch Berührungen und beruhigende/belebende Waschungen sowie Positionswechsel
- Beziehungen aufbauen und gestalten, nach verbaler Ansprache ruhige Berührungen am oberen Rumpf (Initialberührungen) durchführen, auf die Wirkung von angenehmer/unangenehmer Berührung achten
- Aufmerksamkeit wecken durch Bilder, Gerüche, Geräusche, persönliche Gegenstände, taktile Reize

Ergänzung

Veränderung der Wahrnehmung → K 70
Basal stimulierende Körperwaschungen → K 102
Atemstimulierende Einreibung → K 134

Bienstein, C.; Fröhlich, A.: Basale Stimulation in der Pflege: Die Grundlagen, Bern, 2016.
Internationaler Förderverein Basale Stimulation® e. V.: www.basale-stimulation.de

9 Pflegesituation Wahrnehmung

9.5 Körperbildstörung (P)

Verwirrung über die **eigene körperliche Erscheinung** wird als Körperbildstörung bezeichnet. Dabei geht es um die **eigenen Einschätzungen** der Eigenschaften, Funktionen oder Einschränkungen des Körpers oder eines Körperteils. Hauptkennzeichen sind verbale und nonverbale Reaktionen des Betroffenen.

Nennen Sie drei Beispiele, die zu einer Störung des Körpererlebens führen können.

9.5 Körperbildstörung (P)

- **psychosoziale Faktoren,** z. B. Anorexia nervosa
- **biophysikalische Faktoren,** z. B. Verbrennungen
- **kulturelle Faktoren,** z. B. Schönheitsideal
- **Trauma/Verletzungen,** z. B. Gesichtsverletzungen
- **chirurgische Eingriffe,** z. B. Amputationen

Ergänzung

Eine Körperbildstörung wird auch **Dysmorphophobie** genannt. Die Betroffenen nehmen ihren Körper oder einzelne Bereiche des Körpers als entstellt und „unnormal" wahr und leiden darunter. Auswirkungen können sozialer Rückzug und Isolation sein. Viele Betroffene versuchen, den empfundenen Mangel zu kaschieren. Es kann aber ebenso zu entgegengesetzten Reaktionen wie Zurschaustellen kommen, um vom sozialen Umfeld eine Resonanz oder Bestätigung zu erhalten.

9 Pflegesituation Wahrnehmung

9.6 Beeinträchtigte verbale Kommunikation (P)

Eine **beeinträchtigte verbale Kommunikation** zeigt sich durch eine herabgesetzte oder fehlende Fähigkeit, sich sprachlich zu verständigen. Ursachen können z. B. Tracheostomie, Kehlkopfveränderungen oder Stimmbanderkrankungen sein.

Erläutern Sie fünf unterstützende pflegerische Maßnahmen, um die Kommunikation mit diesen Patienten zu gewährleisten und deren Bedürfnis nach Autonomie und Selbstständigkeit nachzukommen.

9.6 Beeinträchtigte verbale Kommunikation (P)

- Blickkontakt, Gestik/Mimik aufmerksam beobachten, vorsichtig interpretieren
- vergewissern, ob die nonverbale Mitteilung verstanden wurde
- dem Patienten Zeit lassen, sich auszudrücken, Nebengeräusche reduzieren
- Schreibhilfen, Schreibtafeln, Buchstabenkarten, Bilderkarten, Piktogramme, Computer einsetzen – bei tracheotomierten Patienten Einsatz eines Tracheostoma-Sprechventils oder elektronischer Sprechhilfen
- klare, geschlossene Fragen stellen
- wenn ein Nicken oder Kopfschütteln nicht möglich ist, andere Zeichen vereinbaren, z. B. Augenblinzeln
- Bezugspersonen in die Kommunikation integrieren, da diese häufig die Bedürfnisse und Ausdrucksformen ihrer Angehörigen kennen

Ergänzung

Umgang mit einem Tracheostoma → K 140

9 Pflegesituation Wahrnehmung

9.7 Bewusstseinsstörung

Schlaf wird als eine wiederkehrende physiologische Bewusstseinsveränderung beschrieben. Bewusstseinsstörungen dagegen sind gekennzeichnet durch **quantitative Störungen,** die den Grad der Wachheit betreffen, und **qualitative Störungen,** die den Inhalt der Wahrnehmung zum Gegenstand haben.

Nennen Sie je drei Beispiele für quantitative und qualitative Bewusstseinsstörungen und erläutern Sie drei Kriterien, anhand derer das Bewusstsein eines Menschen überprüft werden kann.

9.7 Bewusstseinsstörung

Quantitative Bewusstseinsstörungen: Benommenheit, Somnolenz, Sopor, Koma
Qualitative Bewusstseinsstörungen: Amnesie, Absence, Apathie, Delir

Kriterien zur Überprüfung der Bewusstseins

- **Orientierung:** Frage nach Name, Alter, Aufenthaltsort
- **Vigilanz, Wachheit:** Beurteilung einer Unterhaltung
- **Sensibilität:** Entlangstreichen am Unterarm
- **Motorik:** gezieltes Bewegen der Extremitäten
- **Cornealreflex:** Berührung der Wimpern
- **Pupillenreaktion** auf Lichtstrahl, Pupillenweite, Seitengleichheit

Ergänzung

Die **Glasgow-Koma-Skala** ist ein standardisierter Score zur Einschätzung und Verlaufsbeurteilung des Schweregrads von Bewusstseinsstörungen und beurteilt folgende Faktoren: Öffnen der Augen, verbale und motorische Reaktion sowie Reaktion auf Schmerzreize. Für Kinder wird eine modifizierte Skala eingesetzt.

9 Pflegesituation Wahrnehmung

9.8 Chronische Verwirrtheit (P)

Eine chronische Verwirrtheit beschreibt einen **irreversiblen,** lange bestehenden und meist fortschreitenden **Verfall des Intellekts** und der **Persönlichkeit.** Diese Beeinträchtigung findet sich vor allem bei Menschen mit einer Alzheimer-Krankheit, Multiinfarkt-Demenz oder einem Schädel-Hirn-Trauma. Die chronische Verwirrtheit geht häufig auch mit einer **Orientierungsstörung** einher.

Nennen Sie drei Merkmale, die auf eine chronische Verwirrtheit hinweisen, und erläutern Sie Beispiele für eine zeitliche, örtlich/situative und personelle Desorientierung bei einer Orientierungsstörung.

9.8 Chronische Verwirrtheit (P)

Kennzeichen

- Anzeichen einer organischen Störung
- Persönlichkeitsveränderungen
- Gedächtnisstörungen (Kurzzeit-, Langzeitgedächtnis)
- beeinträchtigte Sozialkontakte
- veränderte Reaktion auf Reize

Beispiele für eine Orientierungsstörung

- **zeitlich:** bei mangelnden äußeren Reizen (Bettlägerigkeit) Verlust des Zeitgefühls und der Kenntnis von Datum, Tageszeit, Uhrzeit
- **örtlich/situativ:** bei plötzlichen Ortsveränderungen wie Krankenhausaufenthalt mangelndes Wissen über den Aufenthaltsort oder die Situation, in der man sich befindet
- **personell:** bei Erkrankungen wie Morbus Alzheimer mangelndes Wissen über die eigene Person bzw. kein Erkennen bekannter Personen

Ergänzung

Unterstützung bei der Orientierung – Milieutherapie → K 78
Validation® → K 79

9 Pflegesituation Wahrnehmung

9.9 Unterstützung bei der Orientierung – Milieutherapie

Die Milieutherapie in der Geriatrie meint die Gestaltung der Umwelt an die veränderte Wahrnehmung, Empfindung und Kompetenz von Menschen mit Demenz. Wenn Menschen sich nicht mehr in ihrer Umwelt zurechtfinden, nimmt ihre Umweltkompetenz ab. Sie können die Anforderungen der Orientierung nicht mehr bewältigen.

Nennen Sie Beispiele für die drei Kernelemente der Milieutherapie.

- Tagesstrukturierung
- architektonische Umgebung
- soziale Umgebung

9.9 Unterstützung bei der Orientierung – Milieutherapie

Tagesstrukturierung: feste Tagesstrukturierung, Tag-Nacht-Rhythmus beachten, Routinen gewährleisten, große Uhren/Kalender sichtbar aufhängen, abwechselnd Aktivitäten und Ruhe anbieten, soziale Kontakte fördern
Architektonische Umgebung: offene überschaubare Räume, Wegweiser, Symbole und Farben einsetzen aber nicht zu viele Reize setzen, Rundgänge ermöglichen (Barrierefreiheit, vertraute Möbel/Bilder), Anbieten von Beschäftigungsmöglichkeiten, Farbgestaltung
Soziale Umgebung: angepasste, nicht überfordernde, wertschätzende Kommunikation, Blickkontakt, individuelle Bedürfnisse beachten (Berührung), Gewohnheiten zulassen, persönliche Gegenstände/Bilder integrieren, Basale Stimulation®

Ergänzung

Ziel ist die Förderung von Ressourcen und Anpassung der Umwelt an die Bedürfnisse von Menschen mit Demenz. Ein wesentlicher Bestandteil ist die biografieorientierte Pflege.
Basale Stimulation® → K 73

9 Pflegesituation Wahrnehmung

9.10 Validation®

Das **Konzept der Validation®** (Gültigkeit) wurde durch **Naomi Feil** (USA) begründet und hat zum Ziel, die Gefühle des Verwirrten zu achten, seine Mitteilungen ernst zu nehmen und sein Erleben zu respektieren. Dadurch sollen Vertrauen, Selbstwert und Sicherheit gestärkt werden. Naomi Feil ist der Meinung, dass Menschen in die Vergangenheit zurückkehren, um unverarbeitete Konflikte aufzuarbeiten und Bilanz zu ziehen. Sie geht symptomorientiert vor und teilt die Verwirrtheit in vier Stadien ein.

Erläutern Sie Kennzeichen der aufgeführten Stadien und nennen Sie jeweils ein Beispiel für ein symptomorientiertes Vorgehen.

- mangelhafte Orientierung
- Zeitverwirrtheit
- sich wiederholende Bewegungen
- Vegetieren/Dämmerzustand

9.10 Validation®

Mangelhafte Orientierung: Denkvermögen lässt nach, Gedächtnislücken werden bemerkt und konfabuliert (zusammenhangslos ausgefüllt), Gefühle werden geleugnet
→ fester Tagesablauf, Nachfragen (was, wo, wann, wer), Abstand bewahren
Zeitverwirrtheit: Gegenwart und Vergangenheit werden verwechselt, Gefühle werden geäußert, Wortfindungsstörungen, Zeit, Name und Ort werden vergessen
→ Gefühle zulassen, Berührung und Augenkontakt aufbauen
Sich wiederholende Bewegungen: rastlos, wenig Selbstanregung, Augen geschlossen, eine verbale Verständigung ist nicht möglich
→ Blickkontakt oder Körperkontakt herstellen, mit den Bewegungen der Person mitgehen
Vegetieren/Dämmerzustand: Reaktionen nur auf Berührungen, kein Erkennen vertrauter Personen, wenig Bewegung
→ emotionale Anregungen, Bewegungen von Körper und Gemüt spiegeln

Ergänzung

Feil, N./de Klerk-Rubin, V.: Validation: Ein Weg zum Verständnis verwirrter alter Menschen, München, 2013.
Die **integrative Validation (IVA)** nach **Nicole Richard** basiert auf den Grundsätzen der oben genannten Methode, verzichtet aber auf Fragetechniken und integriert stärker ein biografie- und ressourcenorientiertes Vorgehen: www.integrative-validation.de

9 Pflegesituation Wahrnehmung

9.11 Geriatrisches Assessment

Das geriatrische Assessment wird als **Grundlage für eine systematische Behandlungsplanung** in der Geriatrie verstanden. Es wird interdisziplinär durchgeführt und verbessert die Kommunikation untereinander. Ziel ist die systematische **Einschätzung** des Patienten bezüglich der **medizinischen, psychosozialen und funktionellen Fähigkeiten und Fertigkeiten.** Dabei sind das Ausmaß der Einschränkungen und das Vermögen, die Selbstständigkeit zu bewahren, relevant.

Nennen Sie Methoden des geriatrischen Assessments und erläutern Sie dabei den Barthel-Index und den Mini-Mental-Status-Test (MMST).

9.11 Geriatrisches Assessment

Methoden des geriatrischen Assessments

Geriatrisches Screening: Überprüfen der funktionellen Einschränkungen (körperlich, kognitiv, sozial) anhand von Fremd- und Eigenanamnesen

Basisassessment: eruiert außer der sozialen Situation den

- Barthel-Index: Dieser schätzt anhand einiger Lebensaktivitäten ein, welche Selbsthilfefähigkeiten ein Patient noch hat (nicht wie er sie ausführt).
- MMST: Dieser schätzt kognitive Fähigkeiten ein und gibt erste Hinweise auf Gedächtnisstörungen bzw. Demenz im Frühstadium.

Erweitertes Assessment: Abhängig von den aufgedeckten Symptomen werden weitere spezifische Untersuchungen durchgeführt, z. B. Untersuchungen auf eine Depression (geriatrische Depressionsskala, GDS) oder Demenz (Syndrom-Kurz-Test, SKT).

Ergänzung

Freund H.: Geriatrisches Assessment und Testverfahren, Stuttgart, 2014.

DCM = Dementia Care Mapping: Verfahren zur Einschätzung des Wohlbefindens von Menschen mit Demenz

10 Pflegesituation Ernährung

10.1 Selbstversorgungsdefizit Essen und Trinken (P)

Essen und **Trinken** gehören zu den **lebensnotwendigen, selbstständig** und **eigenverantwortlich** ausgeführten Tätigkeiten von Menschen. Die eingeschränkte Fähigkeit, Aktivitäten zur Nahrungsaufnahme durchzuführen oder zu Ende zu bringen, bezeichnet man als **Selbstversorgungsdefizit.**

Beschreiben Sie anhand von fünf Merkmalen, wie Sie ein Selbstversorgungsdefizit des Patienten im Bereich Essen und Trinken erkennen können.

10.1 Selbstversorgungsdefizit Essen und Trinken (P)

Unfähigkeit,

- die Nahrung von einem Gefäß oder mit Besteck bzw. Hilfsmitteln zum Mund zu führen
- Nahrungsverpackungen zu öffnen
- Mahlzeiten zuzubereiten
- die Nahrung in gesellschaftsfähiger Weise oder sicher zu sich zu nehmen
- die Nahrung zu kauen und/oder zu schlucken
- Nahrung in ausreichender Menge zu sich nehmen

Ergänzung

Der Grad der Abhängigkeit kann durch eine **standardisierte Funktionsskala** bestimmt werden. Die Einteilung erfolgt von der selbstständigen Durchführung bis zur vollständigen Abhängigkeit.

10 Pflegesituation Ernährung

10.2 Ernährungsgewohnheiten

Jeder Mensch hat unterschiedliche **Gewohnheiten** im Hinblick auf die **Nahrungsmittel- und Getränkeaufnahme** entwickelt. Die Einschätzung dieser Gewohnheiten kann Pflegenden helfen, Defizite zu erkennen und individuell auf die Bedürfnisse von Patienten einzugehen.

Nennen Sie fünf Fragestellungen, anhand derer Sie relevante Ernährungsgewohnheiten ermitteln können.

10.2 Ernährungsgewohnheiten

- Wie viel Flüssigkeit nimmt der Patient durchschnittlich in 24 Std. auf?
- Wie häufig nimmt der Patient am Tag Nahrung zu sich? Zu welchen Tageszeiten?
- Welche Vorlieben und Abneigungen hat er in Bezug auf die Nahrungsmittel und Getränke? Wie ist sein Geschmackserleben?
- Bestehen religiöse, kulturelle, vorgeschriebene oder gewünschte Kostformen?
- Bestehen Allergien oder Unverträglichkeiten bei der Ernährung?
- Nimmt der Patient Genussmittel zu sich? Wie häufig und in welcher Form?
- Ist die Nahrungsaufnahme abhängig von äußeren Faktoren? Umgebung, Temperatur, Gesellschaft etc.

Ergänzung

Geschmack bezeichnet den Gesamteindruck der aufgenommenen Nahrungsmittel durch die Sinnesorgane. Geschmacksrichtungen werden als süß, sauer, bitter, salzig und umami wahrgenommen.
Genussmittel: Hierzu zählen im Allgemeinen Kaffee, Tee, Kakao/Kakaoerzeugnisse und Alkohol.

10 Pflegesituation Ernährung

10.3 Ernährungsberatung

Die Ernährungsberatung richtet sich nach der Erkrankung des Patienten, seinem Ernährungszustand und dem **individuellen Beratungsbedarf.** Zur Ernährungsberatung gehören auch Informationen über eine **gesunde, vollwertige Ernährung.**

Ergänzen Sie die Textpassage mit den unten stehenden Begriffen.

Eine gesunde, vollwertige Ernährung zeichnet sich durch eine _____ der Nährstoffe aus. _____ Kost fördert die _____, während eine mineral-, vitamin- und _____ Kost für den Zellaufbau relevant ist. Kohlenhydrate liefern die nötige _____, während max. _____ Fette pro Tag ausreichen. Die _____ der gesunden Ernährung besteht aus _____, während _____ höchstens umsichtig und reduziert konsumiert werden sollten.

Ballaststoffreiche, Ausgewogenheit, Basis, Energie, eiweißreiche, Genussmittel, Verdauung, Flüssigkeit, 60–80 g

10.3 Ernährungsberatung

Eine gesunde, vollwertige Ernährung zeichnet sich durch eine Ausgewogenheit der Nährstoffe aus. Ballaststoffreiche Kost fördert die Verdauung, während eine mineral-, vitamin- und eiweißreiche Kost für den Zellaufbau relevant ist. Kohlenhydrate liefern die nötige Energie, während max. 60–80 g Fette pro Tag ausreichen. Die Basis der gesunden Ernährung besteht aus Flüssigkeit, während Genussmittel höchstens umsichtig und reduziert konsumiert werden sollten.

Ergänzung

Die deutsche Gesellschaft für Ernährung bezeichnet in einem Ernährungskreis die **Komponenten einer vollwertigen Ernährung.** Weiterhin stellte sie 10 Regeln auf Basis wissenschaftlicher Erkenntnisse zum gesunden Ess- und Trinkverhalten auf: www.dge.de

Bei starken Abweichungen vom normalen Ernährungszustand kann eine Ernährungsberatung angezeigt sein.

Ernährungszustand einschätzen → K 85

10 Pflegesituation Ernährung

10.4 Ernährung von Kindern und Jugendlichen

Eine **gesunde Ernährung** beginnt frühzeitig. Sie ist grundlegend für das Wachstum, die Entwicklung und die Ausbildung von Ernährungsgewohnheiten von Säuglingen und Kleinkindern. In den ersten 4–6 Monaten sollte, wenn möglich, ausschließlich gestillt werden. Danach werden sukzessiv weitere Lebensmittel zugeführt. Weiterhin wird für Kinder ab dem 2. Lebensjahr die **optimierte Mischkost/optimiX** empfohlen.

Erläutern Sie, was unter dieser Mischkost zu verstehen ist, und nennen Sie einige Beispiele im Hinblick auf eine gesundheitsförderliche Ernährung.

10.4 Ernährung von Kindern und Jugendlichen

optimiX

- sparsamer Umgang mit Fett- und zuckerreichen Lebensmitteln
- mäßige Aufnahme von tierischen Lebensmitteln (Fleisch, Wurst, Fisch, Eier, Milch, Milchprodukte)
- reichlich: Getränke (kalorienfrei/-arm), Gemüse, Obst, Getreide, Kartoffeln

Gesundheitsfördernde Ernährung

- Berücksichtigung von Vorlieben, Abneigungen, Preis, kulturellen Gewohnheiten
- Integration von Grundlagen zur Prävention ernährungsabhängiger Erkrankungen, z. B. Adipositas, Diabetes mellitus Typ 2 bei Kindern

Präventionsbeispiele

- **Familie:** Zeit für gemeinsame Mahlzeiten, zusammen planen und kochen, Werbung kritisch hinterfragen
- **Kindergarten und Schule:** Sport- und Bewegungseinheiten, Aufklärung zum Ernährungs- und Gesundheitsverhalten
- **Städte und Kommunen:** vielfältige Sport- und Freizeitangebote

Ergänzung

Das Konzept der **optimierten Mischkost** wurde vom Forschungsinstitut für Kinderernährung (FKE) in Dortmund entwickelt, dessen Empfehlungen von der Deutschen Gesellschaft für Ernährung (DGE) übernommen wurden.

10 Pflegesituation Ernährung

10.5 Ernährungszustand einschätzen

Der **Ernährungszustand** beschreibt das **Verhältnis von Körpergewicht und Körpergröße** und kann u. a. durch den Body-Mass-Index (BMI) ermittelt werden. Bei der Ermittlung des **BMI** sind **Alter, Geschlecht** und **pathophysiologische Veränderungen** zu beachten, wie z. B. Ödeme. Ein Mensch mit einem normalen BMI kann trotzdem Zeichen der Mangelernährung aufweisen. Der BMI errechnet anhand einer Formel Richtwerte für den Ernährungszustand.

$$\text{BMI (kg/m}^2\text{)} = \text{Gewicht/kg} \; / \; (\text{Größe [m]} \times \text{Größe [m]})$$

Ermitteln Sie den BMI der unten genannten Personen und beschreiben Sie drei Merkmale des errechneten Ernährungszustands.

- Frau K. ist 83 Jahre alt, 1,68 m groß und wiegt 52 kg.
- Paul ist 9 Jahre alt, 1,36 m groß und wiegt 44 kg.

10.5 Ernährungszustand einschätzen

Frau K.

- BMI von 18: Untergewicht, reduzierter Ernährungszustand
- Merkmale: Verlust von Unterhautfettgewebe, eingefallene Wangen, hervorstehende Rippenbögen bzw. Beckenknochen, Müdigkeit und Kraftlosigkeit; bei älteren Menschen auch in Kombination mit mangelnder Flüssigkeitsaufnahme

Paul

- BMI von 23,9: Übergewicht (in Abhängigkeit von Alter und Größe)
- Merkmale: erhöhte, am gesamten Körper verteilte Fettvorkommen, bei Mädchen und Frauen oft an Gesäß und an den Oberschenkeln, bei Jungen und Männern eher am Bauch und Körperstamm, eingeschränkte Bewegungsfähigkeit und Atmung

Ergänzung

Bei **Kindern** sollten die **Phasen der Körperentwicklung** mit beachtet werden. Die Gewichtsbeurteilung zeigt sich in **Perzentilenkurven.** Liegt der BMI über der 90. Perzentile, spricht man von Übergewicht. Übergewicht → K 87

Hinsichtlich der gesundheitlichen Risikovorhersage wird heute eher der **WHtR** (Waist-to-Height-Ratio) herangezogen. Dafür wird der Taillenumfang durch die Körpergröße geteilt; das Ergebnis sollte ungefähr bei 0,5 liegen (altersabhängig). Mangelernährung → K 86, Gefahr eines Flüssigkeitsdefizits → K 88

10 Pflegesituation Ernährung

10.6 Mangelernährung (P)

Als **Mangelernährung** wird eine Nahrungszufuhr beschrieben, die den **Stoffwechselbedarf nicht deckt.** Merkmale dieses Ernährungszustands sind z. B. Untergewicht, Erschöpfung, Haarausfall oder Bauchschmerzen. Häufig zeigt sich eine Mangelernährung bei älteren Menschen durch Abneigung und Interesselosigkeit gegenüber der Nahrungsaufnahme. Diese Problematik wird auch im **Expertenstandard** „Ernährungsmanagement zur Sicherstellung und Förderung der oralen Ernährung in der Pflege" deutlich.

Nennen Sie fünf pflegerische Maßnahmen, um einer Mangelernährung, besonders bei älteren Menschen, entgegenzuwirken.

10.6 Mangelernährung (P)

- Gefahr mithilfe eines Instruments einschätzen (z. B. MNA): Erkennen und Bewerten ursächlich beeinflussender Faktoren der Nahrungsaufnahme
- Nahrungsgewohnheiten, Vorlieben, religiöse, kulturelle Besonderheiten beachten
- ausreichende Flüssigkeitsmenge zur Verfügung stellen (Trinkplan)
- Nährstoffzusammensetzung beachten: ausreichend vitamin-, mineral-, ballaststoff- und eiweißreiche Kost anbieten
- Kau- und Schluckvermögen fördern
- Schmerzsituationen aufheben oder reduzieren
- Wahrnehmungs- und Geschmacksvermögen berücksichtigen (Basale Stimulation®)
- Ernährungsberatung anbieten
- Umgebungsgestaltung beachten sowie das soziale Miteinander fördern
- geschützte Essenszeiten organisieren

Ergänzung

MNA = Mini Nutritional Assessment: Erfasst das Risiko einer Mangelernährung in der Geriatrie, analysiert die Ernährungssituation, betrachtet differenziert den Unterstützungsbedarf.

Geschützte Essenszeiten: Ausschlaggebend für die Nahrungs- und Getränkeaufnahme sind vor allem organisatorische Rahmenbedingungen wie ungestörte Nahrungsaufnahme, ausreichend Zeit und Mitarbeiter für die notwendige Unterstützung, Arbeitsroutinen außerhalb der Mahlzeit, gemeinsames therapeutisches Essen (DNQP-Expertenstandard).

Ernährungsberatung → K 83, Basale Stimulation® → K 73

10 Pflegesituation Ernährung

10.7 Übergewicht (P)

Von **Übergewicht** spricht man, wenn ein Mensch **für sein Alter und Geschlecht über das Normalmaß vermehrtes Körperfett** besitzt. Der BMI grenzt bei erhöhten Werten das Übergewicht von der **Adipositas** ab. Dabei gilt zu beachten, dass mit zunehmendem Alter eines Menschen der BMI punktuell mit ansteigt. So wird ein BMI von 27 bei einem 70-Jährigen als physiologisch angesehen.

Ordnen Sie entsprechend der Einteilung in der Tabelle die BMI-Werte von jungen Erwachsenen zu. Beschreiben Sie drei Maßnahmen, wie Übergewicht abgebaut werden kann.

Einteilung	BMI
Übergewicht	
Adipositas Grad I	
Adipositas Grad II	
Adipositas Grad III	

Tab. 10.1 Einteilung der Adipositas (Fettleibigkeit) nach WHO

10.7 Übergewicht (P)

Einteilung	BMI
Übergewicht	25–29,9
Adipositas Grad I	30–34,9
Adipositas Grad II	35–39,9
Adipositas Grad III	› 40 (Adipositas permagna)

Tab. 10.1 Einteilung der Adipositas (Fettleibigkeit) nach WHO

Maßnahmen zum Abbau von Übergewicht

- Diät, z. B. kalorienreduzierte Mischkost
- Verhaltenstherapie zur Änderung des Essverhaltens
- sportliche Aktivitäten (durch Bewegung werden Kalorien verbraucht)

Ergänzung

WHO = Weltgesundheitsorganisation
Ernährungsberatung → K 83
Ernährungszustand einschätzen → K 85

10 Pflegesituation Ernährung

10.8 Gefahr eines Flüssigkeitsdefizits (P)

Ein **Flüssigkeitsdefizit** bezeichnet einen **Verlust von Flüssigkeit** in den Gefäßen, Zellen oder Zellzwischenräumen (Dehydratation). Symptome sind z. B. Durst und Leistungsabfall, aber auch mess- und sichtbare Werte wie konzentrierter Urin, niedriger Blutdruck und herabgesetzter Hautturgor. Eine pflegerische Maßnahme besteht aus der Berechnung der Flüssigkeitsbilanz durch eine **Ein- und Ausfuhrkontrolle** in einem festgesetzten Zeitraum.

Füllen Sie die untere Zeile der Tabelle mit relevant berechenbaren Flüssigkeiten/ Ausscheidungen aus und erläutern Sie, wann von einer negativen bzw. positiven Bilanz gesprochen wird.

Einfuhr	Ausfuhr

Tab. 10.2 Erstellung einer Bilanz

10.8 Gefahr eines Flüssigkeitsdefizits (P)

Einfuhr	Ausfuhr
• Getränke • Suppen • Infusionen • Sondennahrung	• Urin • Stuhl • Sekrete aus Sonden, Wunden, Punktionen • Erbrochenes • Blut • Perspiratio sensibilis (Schweiß) • Perspiratio insensibilis (Haut, Atmung)

Tab. 10.2 Erstellung einer Bilanz

Von einer positiven (Plus-)Bilanz spricht man, wenn die Einfuhr die Ausfuhr übersteigt, von einer negativen (Minus-)Bilanz dagegen, wenn die Ausfuhr höher als die Einfuhr ist.

Ergänzung

Dehydratationsprophylaxe → K 89

10 Pflegesituation Ernährung

10.9 Dehydratationsprophylaxe

Ursache einer **Dehydratation** kann zum einen eine zu geringe Flüssigkeitsaufnahme, zum anderen eine zu hohe Ausfuhr von Flüssigkeit sein. Häufig betroffen sind ältere Menschen sowie Säuglinge und Kleinkinder.

Lesen Sie sich das Fallbeispiel durch und nennen Sie fünf pflegerische Maßnahmen, um einer Dehydratation und ihren Folgen vorzubeugen.

Frau M. ist 83 Jahre alt und wurde wegen einer Herzinsuffizienz im Krankenhaus aufgenommen. Im Aufnahmegespräch bemerken Sie trockene Mundschleimhäute und einen reduzierten Hautturgor. Die Patientin macht einen apathischen Eindruck und hat einen niedrigen Blutdruck. Auch gibt sie vermindertes Durstempfinden an.

10.9 Dehydratationsprophylaxe

Pflegerische Maßnahmen

- Erstellen einer Flüssigkeitsbilanz
- Trinkgewohnheiten und Vorlieben erfragen
- Flüssigkeitszufuhr nach Arztabsprache einleiten (z. B. Infusionen), Trinkplan aufstellen
- zum Trinken motivieren, geeignete Gestaltung der Umgebung
- Patientin Zeit lassen und kleinere, trinkbare Mengen anbieten
- geeignetes Gefäß anbieten
- Hautbeobachtung und -pflege
- Mundschleimhautbeobachtung und -pflege
- Beobachtung des Bewusstseins
- weitere Prophylaxen einleiten, z. B. Thromboseprophylaxe

Ergänzung

Gefahr eines Flüssigkeitsdefizits → K 88

10 Pflegesituation Ernährung

10.10 Stillprobleme

Stillprobleme beschreiben die von der Mutter oder dem Neugeborenen/Säugling erfahrene **Schwierigkeiten beim Stillvorgang.**

Nennen Sie fünf Kennzeichen, die auf Stillprobleme hinweisen.

10.10 Stillprobleme

- Mangel an Milch
- Säugling ist unruhig und weint innerhalb der ersten Stunden nach dem Stillen
- Säugling krümmt sich, sträubt sich gegen das Anlegen
- Saug- und Schluckstörungen des Säuglings oder dessen Unfähigkeit, die Brust richtig zu fassen
- Säugling hat zu kurz bzw. zu wenig Gelegenheit, an der Brust zu saugen
- mangelnde Gewichtszunahme des Säuglings

Ergänzung

Viele Frauen, die das erste Mal ein Kind bekommen haben, sind sehr unsicher. Hilfe und Unterstützung erfährt die Mutter bei professionell ausgebildeten Still- und Laktationsberaterinnen. Viele sind Hebammen oder Gesundheits- und Kinderkrankenpflegerinnen mit einer Zusatzqualifikation.

Stillberatung → K 91

10 Pflegesituation Ernährung

10.11 Stillberatung

Die **Muttermilch** ist von der Zusammensetzung ihrer Nährstoffe die **beste Nahrung** für ein Neugeborenes. Grundsätzlich wird empfohlen, in den ersten 4–6 Monaten zu stillen. Weiterhin fördert ein erfolgreiches Stillen auch die Beziehung zwischen Mutter und Kind.

Lesen Sie sich das nachfolgende Fallbeispiel durch und erläutern Sie anhand von vier Beispielen, welche allgemeinen Informationen Sie der Mutter geben würden.

Frau S. ist 24 Jahre alt und bekommt in einigen Tagen ihr erstes Kind. Sie weiß nicht, wie sie beim Stillen vorgehen soll, zu welchen Zeiten sie stillen soll und wie sie den Erfolg des Stillens erkennen kann.

10.11 Stillberatung

Allgemeine Hinweise

- Stilldauer und Rhythmus richten sich nach dem Bedarf des Kindes, bei Neugeborenen spätestens nach 3–4 Std.
- bequeme Stillposition für Mutter und Kind
- das Neugeborene soll 20–30 Min. nach der Geburt kurz angelegt werden, da dann der Saugreflex am stärksten ausgeprägt ist; Anlegedauer langsam steigern
- Brustseite jedes Mal wechseln – unterschiedliche Dauer der Mahlzeiten, durchschnittlich 10–30 Min.
- gute Brustpflege
- hygienischer Umgang beim Stillen

Den Stillerfolg erkennt die Mutter an den regelmäßigen (ca. 8–10 × in 24 Std.) Meldungen des Kindes und dem kontinuierlichen Saugen des Neugeborenen sowie an der Gewichtszunahme und den regelmäßigen Ausscheidungen (4–6 nasse Windeln und 1 × Stuhlgang pro Tag). Das Kind wirkt zufrieden. (Ungefähre Angaben, kann individuell sehr unterschiedlich sein.)

Ergänzung

Die Beratung richtet sich nach den Bedürfnissen und Fragen der Mutter. Bei speziellen Fragen und Problemen kann eine Ernährungs- oder Stillberaterin hinzugezogen werden.
Bundeszentrale für gesundheitliche Aufklärung: www.bzga.de

10 Pflegesituation Ernährung

10.12 Schluckstörung (P)

Eine **Schluckstörung** beschreibt, dass der Schluckvorgang selbst **nicht richtig funktioniert.** Die Ursachen können angeboren sein oder aufgrund von Verletzungen, Entzündungen oder Tumoren in der Mundhöhle, des Rachens oder der Speiseröhre bestehen. Auch neurologische Erkrankungen beeinträchtigen die Schluckleistung und den Schluckreflex (z. B. Apoplex, M. Parkinson).

Erläutern Sie anhand einer Handlungskette, wie Sie den Schluckreflex eines Patienten überprüfen können und wann Sie das Schluck- und Trinktraining beginnen.

10.12 Schluckstörung (P)

- Der Patient befindet sich in einer leicht sitzenden Position (Aspirationsprophylaxe).
- Zeige- und Mittelfinger werden dabei leicht auf den Kehlkopf gelegt.
- Der Patient wird zum Schlucken aufgefordert, dabei kann die Bewegung erspürt und der Erfolg des Schluckakts beobachtet werden.
- Gegebenenfalls kann der Schluckreflex durch thermische oder mechanische Reize des vorderen Gaumens stimuliert werden.
- Ist der Schluckreflex vorhanden, kann das Schlucktraining begonnen werden (z. B. mit einem halb vollen Löffel dickflüssiger Kost wie pürierten Gemüses, Kartoffelbreis, Puddings).
- Bei komplikationslosem Verlauf folgt das Trinktraining.

Ergänzung

Die **Therapie des Facio-Oralen-Trakts (F. O. T. T.™)** nach Coombes beruht auf dem Bobath-Konzept und beinhaltet verschiedene Anbahnungs- und Grifftechniken insbesondere bei der Rehabilitation hirngeschädigter Patienten. Hier erlernen die Patienten unter Begleitung von Therapeuten die verlorenen Gesichts-, Zungen- und Gaumenbewegungen, die auch den Schluckvorgang und die Nahrungsaufnahme beeinflussen.

Aspirationsgefahr → K 93

10 Pflegesituation Ernährung

10.13 Aspirationsgefahr (P)

Die Gefahr einer **Aspiration** kommt durch das **Eindringen** von Sekret, Flüssigkeiten oder festen Stoffen aus Magen, Rachen und Mund in die Trachea oder Bronchien zustande.

Ergänzen Sie die Textpassage mit den unten stehenden Begriffen.

Kann ein in der Luftröhre befindlicher _____ nicht abgehustet werden, kann eine _____ oder im weiteren Verlauf eine _____ auftreten. In schweren Fällen kann es sogar zum Ersticken kommen. Direkte Hilfe ist möglich durch kräftiges _____ oder gezieltes _____. Als Notfallmaßnahme kann der _____ angewandt werden. Zur Prophylaxe bei Risikopatienten wird der Oberkörper während und _____ dem Essen und Trinken _____. Auch Säuglinge werden nach der Mahlzeit bis zum Aufstoßen in aufrechter Haltung getragen. Weiterhin ist auf die _____ der Nahrungsmittel und Getränke zu achten. Mischkonsistenzen, z. B. Erbsensuppe, können bei Schluckstörungen zur Aspiration führen.

Konsistenz, Dyspnoe, endotracheales Absaugen, nach, Fremdkörper, Pneumonie, Heimlich-Handgriff, Klopfen auf den Rücken, erhöht

10.13 Aspirationsgefahr (P)

Kann ein in der Luftröhre befindlicher Fremdkörper nicht abgehustet werden, kann eine Dyspnoe oder im weiteren Verlauf eine Pneumonie auftreten. In schweren Fällen kann es sogar zum Ersticken kommen. Direkte Hilfe ist möglich durch kräftiges Klopfen auf den Rücken oder gezieltes endotracheales Absaugen. Als Notfallmaßnahme kann der Heimlich-Handgriff angewandt werden. Zur Prophylaxe bei Risikopatienten wird der Oberkörper während und nach dem Essen und Trinken erhöht. Auch Säuglinge werden nach der Mahlzeit bis zum Aufstoßen in aufrechter Haltung getragen. Weiterhin ist auf die Konsistenz der Nahrungsmittel und Getränke zu achten. Mischkonsistenzen, z. B. Erbsensuppe, können bei Schluckstörungen zur Aspiration führen.

Ergänzung

Der **Heimlich-Handgriff** ist eine Notfallmaßnahme, die als letzte Möglichkeit bei einer Aspiration durch Fremdkörper und Erstickungsgefahr eingesetzt werden kann **(sog. Bolusgeschehen).** Das Risiko besteht u. a. in der Ruptur von Zwerchfell, Magen oder Leber. Der Handgriff erfolgt, indem der Betroffene von hinten zwischen Zwerchfell und Nabel umfasst wird und einen kräftigen Stoß in diesem Bereich erhält. In der Klinik allerdings ist eine direkte Laryngoskopie und Entfernung des Fremdkörpers durch eine Magillzange risikoärmer.

10 Pflegesituation Ernährung

10.14 Legen einer nasalen Ernährungssonde

Bei Menschen, die sich nicht selbstständig ernähren können oder dürfen, erfolgt die Nahrungs- und Flüssigkeitszufuhr über **Ernährungssonden.** Das Legen einer nasalen Sonde kann an Pflegefachpersonen delegiert werden.

Füllen Sie die rechte Spalte der Tabelle aus.

Legen einer Ernährungssonde	Begründung
Patient in leicht sitzender Position	
Bestimmung der Sondenlänge	
Nach der Rachenpassage den Kopf des Patienten leicht nach vorne neigen lassen und Patienten zum Schlucken auffordern	
Beobachtung des Patienten während des Legens der Sonde auf Bewusstsein und Hautfarbe	
Kontrolle der Sondenlage	

Tab. 10.3 Prinzipien beim Legen einer Magensonde

10.14 Legen einer nasalen Ernährungssonde

Legen einer Ernährungssonde	Begründung
Patient in leicht sitzender Position	Aspirationsprophylaxe
Bestimmung der Sondenlänge	Kontrolle: Länge der Passage
Nach der Rachenpassage den Kopf des Patienten leicht nach vorne neigen lassen und Patienten zum Schlucken auffordern	Überwindung des Kehlkopfs, zielgerichtetes Legen in den Ösophagus
Beobachtung des Patienten während des Legens der Sonde auf Bewusstsein und Hautfarbe	Gefahr der Reizung des N. vagus mit der Folge einer Bradykardie oder eines Herzstillstands
Kontrolle der Sondenlage	Gewährleistung der Nahrungszufuhr

Tab. 10.3 Prinzipien beim Legen einer Magensonde

Ergänzung

Umgang mit einer Ernährungssonde → K 95

10 Pflegesituation Ernährung

10.15 Umgang mit einer Ernährungssonde

Einige Patienten ernähren sich über eine Sonde selbstständig und übernehmen eigenverantwortlich die Pflege der Ernährungssonde. Andere werden von ihren Angehörigen unterstützt. Dazu gehören neben dem Wissen über die Zusammensetzung der Kostformen und deren Verabreichung auch der **pflegerische Umgang mit der Sonde** und die Kenntnis bzw. Vermeidung möglicher Gefahren.

Erläutern Sie die wichtigsten Informationen, die ein Patient und seine Bezugsperson im Umgang mit einer nasalen Ernährungssonde und der Verabreichung von Sondenkost haben sollte.

10.15 Umgang mit einer Ernährungssonde

- Kontrolle der Sondenlage vor Kostverabreichung
- regelmäßige Spülung der Sonde vor und nach der Medikamentenzufuhr und Sondenkostverabreichung mit stillem Mineralwasser
- tägliche Lageveränderung der Sondenfixierung, auf Nasenflügeldekubitus bzw. Hautschäden in der Umgebung der Halteplatte achten
- aseptischer Verbandswechsel bzw. Kontrolle der Einstichstelle bei einer PEG
- Prophylaxe von Munderkrankungen: regelmäßige Mundpflege
- Parotitisprophylaxe: Anregung der Kautätigkeit
- Oberkörperhochpositionierung während und nach der Nahrungsverabreichung
- Prophylaxe von Diarrhö: Sondenkost hygienisch vorbereiten; langsam und nicht zu kalt verabreichen
- Komplikationen beachten: anhaltende Übelkeit und Erbrechen, Durchfälle, Blähungen, Verstopfung, Schmerzen, Infektionszeichen etc.
- bei Bedarf und Wunsch zusätzliche Getränke und Essen anbieten, Geschmacksrichtungen und -vorlieben sowie physiologische Essenszeiten beachten

Ergänzung

Sondenkost verabreichen → K 97

10 Pflegesituation Ernährung

10.16 Umgang mit einer PEG

Um längerfristig den Nährstoff- und Flüssigkeitsbedarf von Menschen zu decken, werden **perkutan endoskopisch kontrollierte Gastrostomien** (PEG) durchgeführt.

Ergänzen Sie die Textpassage mit den unten stehenden Begriffen.

Aufgrund der endoskopischen Vorgehensweise beim Legen dieser Sonden kann mit dem Nahrungsaufbau bereits nach _____ begonnen werden. Der Patient erhält Sondenkost und stilles Mineralwasser nach _____, dessen Menge im Verlauf der folgenden Tage langsam gesteigert wird. Bereits nach einigen Tagen kann der Patient ca. _____ stilles Mineralwasser und _____ Sondenkost je nach Indikation, Ziel und Nahrungszusammensetzung zu sich nehmen. Es ist wichtig, vor und nach der Gabe von Sondenkost die Sonde zu _____. Die Einstichstelle der PEG wird in den ersten Tagen regelmäßig _____. Die Sonde wird im Einstichkanal _____ und ca. _____ vor- und zurückgeschoben. Anschließend wird die Halteplatte _____ und verbunden.

um 360° gedreht, 4 Stunden, ca. 3–4 cm, unter Zug fixiert, 1,5 l, spülen, Standard, 1 l, inspiziert

10.16 Umgang mit einer PEG

Aufgrund der endoskopischen Vorgehensweise beim Legen dieser Sonden kann mit dem Nahrungsaufbau bereits nach 4 Stunden begonnen werden. Der Patient erhält Sondenkost und stilles Mineralwasser nach Standard, dessen Menge im Verlauf der folgenden Tage langsam gesteigert wird. Bereits nach einigen Tagen kann der Patient ca. 1 l Wasser und 1,5 l Sondenkost je nach Indikation, Ziel und Nahrungszusammensetzung zu sich nehmen. Es ist wichtig, vor und nach der Gabe von Sondenkost die Sonde zu spülen. Die Einstichstelle der PEG wird in den ersten Tagen regelmäßig inspiziert. Die Sonde wird im Einstichkanal um 360° gedreht und ca. 3–4 cm vor- und zurückgeschoben. Anschließend wird die Halteplatte unter Zug fixiert und verbunden.

Ergänzung

Für die Anlage von anderen direkt in den Magen-Darm-Trakt eingebrachten Sondenformen (Jet-PEG, Pexact, GastroTube oder EPJ) gelten jeweils unterschiedliche Standards.

10 Pflegesituation Ernährung

10.17 Sondenkost verabreichen

Die **Verabreichung von Sondenkost** kann über eine Ernährungspumpe oder anhand der Schwerkraft erfolgen. Bei normaler Verdauungsleistung erhält der Patient hochmolekulare Kost, bei mangelnder Verdauungsleistung wird niedermolekulare Sondenkost verabreicht. Im letzten Fall liegt die Sonde häufig im Jejunum.

Erläutern Sie anhand von sechs Beispielen, woran Sie eine erfolgreiche Ernährung des Patienten über eine Sonde erkennen können.

10.17 Sondenkost verabreichen

- Patient akzeptiert die Kostart und den Geschmack
- selbstständige und eigenverantwortliche Übernahme der Nahrungszufuhr
- regelmäßige, physiologische Urin- und Stuhlausscheidung
- gut durchblutete, feuchtigkeitsreiche Schleimhäute, physiologischer Hautturgor
- gleich bleibender oder steigender Gewichtszustand, je nach Zielsetzung
- ausgeglichene Bilanz
- korrekte, frei durchgängige Lage der Sonde, Kost ist leicht zu verabreichen
- bei Erwachsenen und Kindern keine Symptome wie z. B. Übelkeit, Erbrechen, Verstopfung oder Durchfall, Schwitzen, Unruhe, Aspiration

Ergänzung

Hochmolekular: nährstoffdefinierte Kost, die teilweise nicht in ihre Nahrungsbestandteile zerlegt ist

Niedermolekular: chemisch definierte Kost, die in ihre Nahrungsbestandteile zerlegt, ballaststofffrei, fettarm und voll absorbierbar ist

10 Pflegesituation Ernährung

10.18 Arzneimittel und Ernährungssonden

Die Verabreichung von Arzneimitteln über die Ernährungssonde erfordert ein differenziertes **Wissen über die Zusammensetzung und Kompatibilität** einzelner Medikamente. Aber auch für die Verabreichung gibt es **grundlegende Prinzipien.**

Nennen Sie sechs Prinzipien, die Sie beim Umgang und der Verabreichung von Arzneimitteln über die Ernährungssonde beachten sollten.

10.18 Arzneimittel und Ernährungssonden

- Arztanordnung, 5-R-Regel, Kompatibilität beachten (siehe auch Herstellernachweis).
- Kein AM darf mit der Nährlösung vermischt werden (Okklusionsgefahr = Verstopfungsgefahr der Sonde, Wechselwirkungen etc.).
- Wenn möglich, auf flüssige Arzneiformen (Tropfen, Säfte, Suspensionen) umstellen.
- Sondenlumen beachten → je kleiner, desto eher die Gefahr der Okklusion (‹ 9 Ch).
- AM erst unmittelbar vor der Gabe jeweils **einzeln zerkleinern,** mörsern, in ca. 15 ml stillem Mineralwasser auflösen und langsam verabreichen; **ein AM nach dem anderen, dazwischen** mit mindestens 5 ml **spülen.**
- Dickflüssige, stark konzentrierte Flüssigkeiten mit hoher Osmolalität (Menge der gelösten Teilchen pro kg Lösungsmittel = osmol/kg) vorher verdünnen, v. a. bei direkter Dünndarmapplikation.
- Flüssige Arzneiformen mit hohem Sorbitgehalt können zu Diarrhö führen.
- Bei zytotoxischen oder reizenden Medikamenten Handschuhe/Mundschutz tragen.
- **Depot-/Retardmedikamente:** nicht zerkleinern oder mörsern → Verlust der verzögerten Wirkung, Gefahr der Überdosierung.
- **Magensaftresistente Medikamente:** nicht zerkleinern oder mörsern und gastral verabreichen → säureempfindliche Wirkstoffe werden zerstört.
- **Brausetabletten/Granulate:** mit mindestens 50–100 ml verdünnen, sonst zu stark konzentriert → Gefahr von Schleimhautschäden.

10 Pflegesituation Ernährung

10.19 Übelkeit (P)

Als **Übelkeit** wird eine **subjektive unangenehme Empfindung** im hinteren Rachenraum und im Magen beschrieben. Diese Übelkeit führt oftmals zum **Brechreiz** und **Erbrechen,** indem sich der Magen- oder Darminhalt entgegen der physiologischen Peristaltikrichtung entleert. Zusätzliche Symptome sind blasse, feuchte Haut, vermehrter Speichelfluss, Bradykardie und evtl. eine Diarrhö.

Erläutern Sie sechs Maßnahmen, wie Sie Patienten mit Übelkeit und Erbrechen in dieser Situation unterstützen können.

10.19 Übelkeit (P)

- Oberkörperhochlage, um eine Aspiration zu vermeiden, bei bewusstseinseingetrübten Patienten Seitenlage
- Nierenschale und Zellstoff anreichen
- ggf. Fenster öffnen, zum tiefen Ein- und Ausatmen auffordern
- ggf. die Zahnprothese entfernen (lassen)
- nach Bedarf den Kopf des Patienten unterstützen
- Erbrochenes zügig aus dem Zimmer entfernen, Auffälligkeiten beachten, dokumentieren
- Mundpflege, Zähne putzen (lassen)
- Gesichts-, Körperwaschungen anbieten bzw. durchführen, Wäschewechsel
- Vitalzeichenkontrolle

Generell gilt zu beachten, dass es sich um eine für Patienten und Personal unangenehme Situation handelt, die viel Fingerspitzengefühl verlangt. Die Privatsphäre des Patienten ist in jedem Fall zu schützen.

Ergänzung

Aspirationsgefahr → K 93

11 Pflegesituation Körperpflege

11.1 Selbstversorgungsdefizit Körperpflege (P)

Die **Pflege des eigenen Körpers** und die Beachtung der äußeren Erscheinung gehören zu den **Grundbedürfnissen** von Menschen. Viele Faktoren beeinflussen aber teilweise oder ganz die selbstständige Durchführung der Körperpflege.

Füllen Sie die rechte Spalte der Tabelle mit je zwei Beispielen aus.

Einflussfaktoren	Beispiele
Körperliche Faktoren	
Psychische Faktoren	
Soziokulturelle Faktoren	
Umgebungsbedingte Faktoren	

Tab. 11.1 Faktoren, die die Körperpflege beeinflussen

11.1 Selbstversorgungsdefizit Körperpflege (P)

Einflussfaktoren	Beispiele
Körperliche Faktoren	Körperliche Entwicklung, neuromuskuläre Beeinträchtigung, Schmerzen
Psychische Faktoren	Kognitive Beeinträchtigung, Motivation/Gemütslage, Angst
Soziokulturelle Faktoren	Gewohnheiten, Normen, Einstellungen, religiös-kulturelle Einflüsse
Umgebungsbedingte Faktoren	Barrieren, Hindernisse in der Umgebung, Klima

Tab. 11.1 Faktoren, die die Körperpflege beeinflussen

11 Pflegesituation Körperpflege

11.2 Unterstützung bei der Körperpflege

Die **Pflege des Körpers** dient u. a. der **Reinigung** und der **Gesundheitsvorsorge.**

Erläutern und begründen Sie die Durchführung der nachfolgenden pflegerischen Maßnahmen.

1. Die Mundpflege und das Einsetzen der Prothese wird der Körperpflege vorangestellt.
2. Die Augenpflege wird ohne Seife, bei geschlossenen Augen und von außen nach innen durchgeführt.
3. Die Zehenzwischenräume und Hautfalten sind jeweils gut abzutrocknen.
4. Die Intimpflege bei der Frau erfolgt von der Harnröhre zum Anus.
5. Bei der Intimpflege von Jungen bis zum Kindergartenalter sollte die Vorhaut nicht über die Glans geschoben werden.
6. Waschwasserzusätze sind nur in Ausnahmefällen nötig.

11.2 Unterstützung bei der Körperpflege

1. Gewährleistung der Kommunikation und Förderung des Wohlbefindens (viele Menschen schämen sich, wenn sie noch keine Zähne im Mund oder Mundgeruch haben, sie reden dann kaum).
2. Waschrichtung folgt dem natürlichen Sekretabfluss, in Richtung des Tränenkanals können Fremdkörper leichter entfernt werden.
3. Prophylaxe von Pilzinfektionen oder Hautmazerationen.
4. Prophylaxe von Harnwegs- und Vaginalinfektionen.
5. Die Vorhaut bei kleinen Jungen ist noch sehr eng, es kann leicht zu Verletzungen kommen.
6. Waschwasser ohne Zusätze reicht normalerweise aus, um Körperflüssigkeiten, abgestorbene Zellen und Fettpartikel von der Hautoberfläche zu entfernen. Bei empfindlicher Haut zusätzlich eincremen.

Ergänzung

Mazeration: Aufquellen bzw. Erweichen von Gewebe durch längeren Kontakt mit Flüssigkeiten.

11 Pflegesituation Körperpflege

11.3 Basal stimulierende Körperwaschungen

Die Durchführung der Körperpflege hat nicht nur die Reinigung des Körpers zum Ziel, sondern **fördert** auch die **Wahrnehmung und Kommunikation.** Aus dem Konzept der Basalen Stimulation® ist bekannt, dass die Körperwäsche belebend und beruhigend wirken kann.

Nennen Sie je vier Aspekte, die Sie bei der Durchführung der jeweiligen Körperpflege beachten:

- belebend
- beruhigend

11.3 Basal stimulierende Körperwaschungen

Belebende Körperpflege

- Wassertemperatur ist bis zu 10 °C niedriger als die Körpertemperatur.
- Waschen, Abtrocknen, ggf. Eincremen erfolgt gegen die Haarwuchsrichtung, max. 20 Min.
- Einsatz eines harten, tropfnassen Waschlappens.
- Abtrocknen mit einem rauen Handtuch.
- Indikation: z. B. bei somnolenten, depressiven oder sehr müden Patienten.

Beruhigende Körperpflege

- Wassertemperatur ist höher als die Körpertemperatur.
- Waschen, Abtrocknen, ggf. Eincremen erfolgt mit der Haarwuchsrichtung.
- Einsatz eines weichen, gut ausgewrungenen Waschlappens.
- Abtrocknen mit einem weichen Handtuch.
- Indikation: z. B. bei Einschlafstörungen, Schmerzen, Unruhe oder Verwirrtheit.

Ergänzung

Wenn keine Allergien bekannt sind, kann nach Patientenwunsch ein belebender (z. B. Rosmarin) oder ein beruhigender (z. B. Lavendel) Waschwasserzusatz eingesetzt werden.
Basale Stimulation® → K 73

11 Pflegesituation Körperpflege

11.4 Bobath-orientierte Körperwaschung

Neglect beschreibt einen Zustand, bei dem ein Mensch eine **Körperhälfte nicht bewusst wahrnimmt** und sie nicht beachtet. Häufig betroffen sind Patienten mit neurologischen Erkrankungen, z. B. Apoplex.
Bei Patienten mit neurologischen Erkrankungen und Wahrnehmungsstörungen lässt sich die **Körperwaschung nach Bobath** einsetzen. Die Waschung wurde durch Christel Bienstein nach dem Konzept der Basalen Stimulation® von Andreas Fröhlich entwickelt.

Erläutern Sie die Zielsetzung und Ihr Vorgehen bei der Durchführung einer Bobath-orientierten Körperwaschung.

11.4 Bobath-orientierte Körperwaschung

Die Unterstützung der Körperpflege bei Patienten mit Halbseitenlähmungen hat zum Ziel, die wahrnehmungsgestörte Seite wieder bewusst zu machen. Dabei geht man davon aus, dass der Patient erst wieder seine gesunde Seite spüren soll, um sich vorzustellen, wie die eingeschränkte Seite sich anfühlt. Dabei wird die Körpermitte betont. Die Berührungen sollten klare Informationen aufzeigen, fließend sein und Ruhe vermitteln. Dabei sind die Ressourcen des Patienten zu fördern und in die Körperpflege mit einzubeziehen.

Ergänzung

Bobath-Konzept → K 126
Basale Stimulation® → K 73

11 Pflegesituation Körperpflege

11.5 Baden des Säuglings

Die **Körperpflege von Säuglingen** und Kleinkindern wird vollständig von den Bezugspersonen übernommen. Das Baden dient zum einen der Reinigung und Entspannung, zum anderen fördert das Bad die Körperwahrnehmung im Wasser.

Nennen Sie drei Prinzipien, die beim Baden eines Säuglings zu beachten sind.

11.5 Baden des Säuglings

- Badezeit abhängig vom Alter des Kindes, bei Säuglingen ca. 5 Min. 1–2 × pro Woche
- Temperaturregulation des Badewassers durch Zugabe von warmem in kaltes Wasser, Badethermometer einsetzen, Ziel: 36–38 °C
- Umgebung wärmefördernd gestalten, Auskühlen des Säuglings verhindern: vorgewärmtes Handtuch, Wärmelampe, keine Zugluft
- Säuglinge beim Hineinheben und Herausholen aus der Badewanne gut festhalten; grundsätzlich Säuglinge nicht alleine lassen

Ergänzung

Neugeborene mit einem trockenen, unauffälligen Nabel können gebadet werden.

11 Pflegesituation Körperpflege

11.6 Wickeln und Hautpflege beim Säugling

Die Physiologie der **Haut von Neugeborenen und Säuglingen** unterscheidet sich in einigen Bereichen sehr von der Haut Erwachsener. Die Haut von Neugeborenen und Säuglingen ist noch sehr empfindlich und reagiert stark auf Veränderungen der Luftfeuchtigkeit und der Umgebungstemperatur, sie besitzt weniger Talgdrüsen.

Lesen Sie sich das Fallbeispiel durch und erläutern Sie anhand von vier Beispielen, welche Informationen Sie der Mutter geben würden.

Frau S. hat gestern ihr erstes Kind bekommen und möchte die Versorgung des Neugeborenen selbst übernehmen. Beim Wickeln und der Hautpflege ist die Patientin unsicher und bittet Sie um einige Informationen.

11.6 Wickeln und Hautpflege beim Säugling

Allgemeine Hinweise

- Häufigkeit des Wickelns richtet sich nach dem Hautzustand, dem Alter und den Gewohnheiten des Kindes, ca. alle 3–4 Std. und nach jedem Stuhlgang.
- Reinigung der Haut erfolgt nur mit warmem Wasser oder pH-neutralen Reinigungsprodukten, Haut gut abtrocknen.
- Bei intakter Haut ist eine zusätzliche Hautpflege nicht unbedingt nötig; falls Cremereste vorhanden sind, diese immer entfernen.
- Nabelschnurrest und Nabelgrund liegen beim Wickeln ohne Zug außerhalb der Höschenwindel, Infektionsprophylaxe.
- Sturzprophylaxe beim Wickeln durch bereitgestelltes Material, Kind immer mit einer Hand sichern.
- Möglichen Wärmeverlust beachten: Wärmelampe, vorgewärmte Handtücher etc.

Ergänzung

Hautpflegemittel → K 106

11 Pflegesituation Körperpflege

11.7 Hautpflegemittel

Bei Aufnahme des Patienten erfolgt eine allgemeine Einschätzung der Haut. Ein erhöhtes Risiko für unerwünschte Hauterscheinungen weisen z. B. pflegebedürftige, übergewichtige, stark schwitzende und ältere Patienten auf (> 75 Jahre).
Ein verantwortungsvoller und gezielter **Umgang mit Pflegemitteln** erhält den Säureschutzmantel der Haut und macht diese widerstandsfähig gegen äußere Einflüsse.

Erläutern Sie die nachfolgenden Hautpflegemittel und begründen Sie, welche Mittel Sie bei trockenen und welche bei feuchten Hautbereichen anwenden würden.

1. Hautlotion Wasser in Öl (W/O)
2. Hautlotion Öl in Wasser (O/W)
3. Puder
4. Seife
5. Syndet
6. Hautöl
7. Einsatz bei
   a. trockenen Hautbereichen
   b. feuchten Hautbereichen

11.7 Hautpflegemittel

1. W/O: bei trockener, schuppiger Haut → höherer Ölanteil, Substanzen verbleiben länger im Körper
2. O/W: bei intakten Hautverhältnissen → höherer Wasseranteil, geringerer Fettfilm auf der Haut, Gefahr der Austrocknung der Haut durch Aufquellen der Epidermis und der Verdunstung über die Hautoberfläche
3. Puder: Schutz vor mechanischen Einflüssen der Haut → wirkt feuchtigkeitsabsorbierend, kann zu Verklumpungen führen
4. Seife: zur Hautreinigung → wirkt fettlösend, je nach Seifenart besteht die Gefahr, dass der Säureschutzmantel der Haut zerstört wird
5. Syndet: zur Hautreinigung → waschaktive Substanzen sind meist pH-neutral, enthalten rückfettende Anteile, meist in flüssiger Form
6. Hautöl → bei extrem trockener und schuppiger Haut, Fettfilm legt sich netzartig auf die Haut, hat einen kühlenden Effekt, schützt vor äußeren Einflüssen
7. Einsatz bei
   a. trockenen Hautbereichen: höchstens 1 × täglich Ganzkörperwäsche mit eher milden Sydets mit eher saurem pH-Wert oder rückfettenden Waschsubstanzen, W/O-Produkte mind. 2 × täglich anwenden, evtl. Zusätze bei sehr trockenen Stellen, z. B. Urea bis 10 % oder Dexpanthenol, wenig/keine Duftstoffe/Konservierungsmittel
   b. feuchten Hautbereichen: Körperfalten wie Bauch, Leisten, Achseln max. 1 × täglich mit milden Syndets reinigen, vorsichtig abtrocknen; keine Pflegeprodukte verwenden

Besonderheit Inkontinenz → K 148

11 Pflegesituation Körperpflege

11.8 Geschädigte Mundschleimhaut (P)

Als **geschädigte Mundschleimhaut** wird ein Zustand beschrieben, der Verletzungen bzw. Veränderungen der Lippen und des weichen Gewebes der Mundhöhle aufweist.

Nennen Sie fünf häufige Merkmale, anhand derer Sie eine geschädigte Mundschleimhaut erkennen.

11.8 Geschädigte Mundschleimhaut (P)

- Schmerzen, Missempfindungen der Mundhöhle
- Blutungen, Papeln, Knötchen, Bläschen, eitrige Exsudate, orale Läsionen oder Geschwüre
- Zahnfleischschwund
- Mundgeruch
- belegte Zunge
- Stomatitis
- Äußerungen des Patienten über schlechten Geschmack im Mund, Schwierigkeiten beim Essen oder Schlucken

Ergänzung

Teilweise werden **Assessmentinstrumente** für psychisch, physisch und geistig beeinträchtigte sowie geriatrische und onkologische Patienten eingesetzt (z. B. OAG = Oral Assessment Guide von Eilers).

Exsudat: im Rahmen einer Entzündung aus den Gefäßen austretende Flüssigkeit

Stomatitis: Entzündung der Mundschleimhaut

Spezielle Mundpflege → K 111

Gottschalck, T.: Mundhygiene und spezielle Mundpflege, Bern, 2007.

11 Pflegesituation Körperpflege

11.9 Zahn- und Zahnfleischerkrankungen

Gesunde Zähne sind Ausdruck unserer körperlichen Ausstrahlung und Attraktivität. Sie fördern unser Wohlbefinden, bestimmen ein klares Sprachverhalten und gewährleisten die Kaufunktion. In der **Gesundheitsvorsorge und -aufklärung** versucht man, **Zahn- und Zahnfleischerkrankungen** durch gezielte Information und Beratung zu verhüten.

Erläutern Sie anhand der unten aufgeführten Begriffe, wie es durch ungenügende Zahnpflege zum Zahnverlust kommen kann.

ungenügende Zahnpflege, Parodontitis, Karies, Speisereste, Gingivitis, Bakterien, Parodontose, Zahnbelag, Zahnverlust

11.9 Zahn- und Zahnfleischerkrankungen

- **Speisereste** bleiben durch **ungenügende Zahnpflege** an den Zähnen und in der Mundhöhle und werden durch **Bakterien** zersetzt.
- Das zeigt sich durch einen **Zahnbelag** (Plaque).
- Säurebildung führt zu **Karies,** die Verkalkung der Plaques zum Zahnstein.
- Begünstigung von **Gingivitis** (Entzündung des Zahnfleischs) und **Parodontitis** (Entzündung des Zahnhalteapparats).
- Schließlich kommt es zu **Parodontose** (Zahnfleischschwund) und anschließendem **Zahnverlust.**
- Ebenso kann es durch massive Karies dazu kommen, dass eine Extraktion des Zahns nötig wird.

Ergänzung

Zahn- und Mundpflege → K 109

11 Pflegesituation Körperpflege

11.10 Zahn- und Mundpflege

Die **Zahn- und Mundpflege** wird schon als Kleinkind erlernt. Sie fördert die Gesunderhaltung und beugt Folgeerkrankungen wie Karies und Parodontose vor.

Erläutern Sie fünf Informationen zum richtigen Pflegematerial und zur Prophylaxe von Zahn- und Munderkrankungen.

11.10 Zahn- und Mundpflege

- ideale Zahnbürste: kleiner Bürstenkopf, vorn abgerundet, aus Kunststoff, eng stehende Borsten, Borstenhärte individuell, spezielle Zahnbürsten für Kleinkinder
- Hilfsmittel: elektrische Zahnbürsten und Mundduschen, hilfreich bei Zahnspangen
- Zahnbürste nach jedem Gebrauch spülen, zum Austrocknen mit dem Bürstenkopf nach oben stellen
- Beginn des Zähneputzens mit dem ersten Zahndurchbruch, Kinder lernen den Ablauf stufenweise
- Technik: zuerst die vorderen Zähne von oben nach unten (von rot nach weiß), dann die Kauflächen und die Innenseite der Zähne ca. 3 Min. nach jeder Mahlzeit (mindestens 2 × täglich) reinigen
- Zahnseide zur Reinigung der Zahnzwischenräume einsetzen
- Kinderzahnpasta enthält wegen der Gefahr des Verschluckens noch kein Fluor
- 2 × im Jahr Kontrolle durch den Zahnarzt
- zur Unterstützung der Mundpflege: ausgewogene, gesunde, ballaststoffreiche Kost
- zucker- und säurehaltige Getränke in Maßen

11 Pflegesituation Körperpflege

11.11 Umgang mit Zahnprothesen und Zahnspangen

Zahnprothesen, die als **Teil- oder Vollprothesen** getragen werden, dienen dem Ersatz körpereigener Zähne, während **Zahnspangen** die Fehlstellung eigener Zähne korrigieren und ausgleichen sollen.

Ergänzen Sie die Textpassage mit den unten stehenden Begriffen.

Die Pflege der Zahnprothese sollte nach _____ erfolgen. Die Prothese wird mit kaltem Wasser abgespült und anschließend mit einer _____ gereinigt. Je nach Patientenwunsch (heutzutage seltener) kann die Prothese in der Nacht in einen Behälter mit einer _____ gelegt werden. Zur besseren _____ der Prothese kann eine Haftcreme aufgetragen werden.
Zahnspangen werden, wenn möglich, auch entfernt und mit Wasser und einer Zahnbürste gereinigt. Bei festen Spangen kommen vor allem die _____ und ggf. _____ zum Einsatz. Vielen Menschen ist das Herausnehmen und Einsetzen der Zahnprothesen und Zahnspangen unangenehm und peinlich.

Fixierung, Zahnbürste, Munddusche, Reinigungslösung (Reinigungstabs), jeder Mahlzeit, Zahnseide

11.11 Umgang mit Zahnprothesen und Zahnspangen

Die Pflege der Zahnprothese sollte nach jeder Mahlzeit erfolgen. Die Prothese wird mit kaltem Wasser abgespült und anschließend mit einer Zahnbürste gereinigt. Je nach Patientenwunsch (heutzutage seltener) kann die Prothese in der Nacht in einen Behälter mit einer Reinigungslösung (Reinigungstabs) gelegt werden. Zur besseren Fixierung der Prothese kann eine Haftcreme aufgetragen werden.

Zahnspangen werden, wenn möglich, auch entfernt und mit Wasser und einer Zahnbürste gereinigt. Bei festen Spangen kommen vor allem die Munddusche und ggf. Zahnseide zum Einsatz. Vielen Menschen ist das Herausnehmen und Einsetzen der Zahnprothesen und Zahnspangen unangenehm und peinlich.

11 Pflegesituation Körperpflege

11.12 Spezielle Mundpflege

Eine **spezielle Mundpflege** hat zum Ziel, eine feuchte, gut durchblutete Mundschleimhaut und eine ausreichende Speicheldrüsenfunktion zu erhalten.

Erläutern Sie, worauf die unten aufgeführten Symptome hindeuten und welche pflegerischen Maßnahmen Sie im Rahmen der speziellen Mundpflege ergreifen:

1. kleine, schmerzhafte Bläschen auf den Lippen
2. kleine, schmerzhafte Einrisse in den Mundwinkeln und an der Nasenschleimhaut
3. gerötete, geschwollene und schmerzhafte Mundschleimhaut mit Mundgeruch
4. Schwellung und Überwärmung der Ohrspeicheldrüse mit Beeinträchtigung der Kautätigkeit

11.12 Spezielle Mundpflege

1. **Herpes labialis,** hohe Infektiosität
   Lippen geschmeidig halten, Fettsalbe, Teebaumöl, Übertragungswege beachten, ggf. Verabreichung von aciclovirhaltigen Salben (n. AV.)
2. **Rhagaden**
   Haut einfetten, Rosenhonig, ggf. Verabreichung von dexpanthenolhaltigen Salben (n. AV.)
3. **Stomatitis**
   regelmäßige Mundspülungen bzw. Auswischen (Peanklemme, Tupfer) des Munds mit Tee (Kamille, Salbei), Salz-/Bikarbonat- oder antiseptischen Mundlösungen (n. AV.)
4. **Parotitis**
   regelmäßige Mundspülungen bzw. Auswischen der Mundschleimhaut, ggf. Verabreichung von Antibiotika (n. AV.)

Ergänzung

Parotitisprophylaxe: Anregung der Kautätigkeit und des Speichelflusses (Trockenobst, saure Früchte, Kaugummi) sowie Ausstreichen der Parotiden (Ohrspeicheldrüsen) 3× täglich mit sanftem Druck halbkreisförmig vom Kieferwinkel nach oben bis zur Ohrmitte, dann zur Nasenspitze massieren (ca. 3–5 ×)
Geschädigte Mundschleimhaut → K 107

11 Pflegesituation Körperpflege

11.13 Haarpflege und Rasur

Die **Pflege der Haare** und die **Rasur** fördern das Wohlbefinden und sind Ausdruck der eigenen Persönlichkeit.

Nennen Sie Patientengruppen, bei denen das Haarewaschen oder die Nass- oder Trockenrasur mit Einmalrasierern kontraindiziert ist.

11.13 Haarpflege und Rasur

Kontraindikationen für das Waschen der Haare

- Wunden und Verletzungen im Bereich der Kopfhaut
- erhöhte intrakranielle Druckverhältnisse
- Schädel-Hirn-Traumen
- Wirbelverletzungen
- virale und bakterielle Infektionen, z. B. Pneumonie

Kontraindikationen für die Nass- bzw. Trockenrasur mit Einmalrasierern

- motorisch sehr unruhige Patienten
- Blutungsneigung, Gerinnungsstörungen
- Infektionen im Bereich des Rasurgebiets, Hautveränderungen

Ergänzung

Rasieren und Haarschneiden setzt die Einwilligung des Patienten, Betreuers oder bei Kindern der Eltern voraus.

11 Pflegesituation Körperpflege

11.14 Spezielle Augenpflege

Bei Verletzungen, Erkrankungen oder Lidschlussstörungen wird eine **spezielle Augenpflege** durchgeführt. Verklebungen und Verkrustungen werden mit lauwarmem, seifenfreiem Wasser oder steriler Kochsalzlösung gelöst. Dabei ist vor allem auf ein **aseptisches Vorgehen** zu achten.

Nennen Sie jeweils drei Aspekte, die bei dem Anlegen eines Uhrglasverbands und dem Verabreichen von Augentropfen und -salben beachtet werden müssen.

11.14 Spezielle Augenpflege

Anlegen eines Uhrglasverbands

- Einsatz bei plötzlichem fehlenden Lidschluss, Augenoberfläche droht auszutrocknen
- aseptisches Vorgehen beim Anlegen und Wechseln des Verbands
- Beobachtung der umliegenden Haut auf Allergien (Pflasterverband) und Infektionszeichen (geschlossene Kammer des Verbands)
- zwischenzeitlich Verband lösen, Intervalle fördern die Sauerstoffversorgung der Hornhaut

Verabreichen von Augentropfen und -salben

- Augentropfen bei Zimmertemperatur verabreichen, kalte Augentropfen in der Hand anwärmen
- bei kombinierten Gaben erst die Tropfen, dann die Salbe verabreichen (mit 10-minütiger Pause)
- die Augen vor der Medikamentengabe von Unreinheiten und Medikamentenresten reinigen
- aseptisches Vorgehen beim Verabreichen der Tropfen und Salben
- Kopf bei der Medikamentenverabreichung nach hinten beugen und das Unterlid nach unten ziehen

11 Pflegesituation Körperpflege

11.15 Ohren- und Nasenpflege

Eine **freie Nasenatmung** und ein **intaktes Hörvermögen** können durch Infektionen, Sekrete oder Fremdkörper gestört sein.

Ergänzen Sie die Textpassage mit den unten stehenden Begriffen.

Die Ohrenpflege umfasst die Reinigung der Ohrmuschel und des äußeren Gehörgangs mit einem feuchten Waschlappen oder mit einer in _____ getränkten Kompresse, ggf. mit _____. Letztere dürfen nur so weit in das Ohr eingeführt werden, wie der _____ in das Ohr reicht, da sonst die Gefahr der Verletzung des _____ mit anschließender _____ besteht. Borken und Krusten in der Nase werden mit in NaCl 0,9 % getränkten Watteträgern gelöst, anschließend kann _____ oder Nasenöl verwendet werden. Bei transnasalen Sonden wird zusätzlich täglich der _____ gewechselt, um _____ vorzubeugen.

Nasensalbe, Infektion, Wattestäbchen, Fixationsort, Trommelfells, Nasenflügeldekubitus, kleine Finger, NaCl 0,9 %

11.15 Ohren- und Nasenpflege

Die Ohrenpflege umfasst die Reinigung der Ohrmuschel und des äußeren Gehörgangs mit einem feuchten Waschlappen oder mit einer in NaCl 0,9 % getränkten Kompresse, ggf. mit Wattestäbchen. Letztere dürfen nur so weit in das Ohr eingeführt werden, wie der kleine Finger in das Ohr reicht, da sonst die Gefahr der Verletzung des Trommelfells mit anschließender Infektion besteht. Borken und Krusten in der Nase werden mit in NaCl 0,9 % getränkten Watteträgern gelöst, anschließend kann Nasensalbe oder Nasenöl verwendet werden. Bei transnasalen Sonden wird zusätzlich täglich der Fixationsort gewechselt, um Nasenflügeldekubitus vorzubeugen.

11 Pflegesituation Körperpflege

11.16 Pflege bestrahlter Haut

Eine **Bestrahlungstherapie** hat kurativ die Zerstörung von karzinogenem Gewebe zur Folge, palliativ kann sie zur Verringerung von Schmerzen beitragen. Bestrahlungen können wesentliche **Nebenwirkungen** hervorrufen, denen z. T. auch pflegerisch gezielt vorgebeugt werden kann.

Nennen Sie fünf prophylaktische Maßnahmen, die dazu beitragen, bestrahlte Haut vor Hautschäden zu schützen.

11.16 Pflege bestrahlter Haut

- regelmäßige Beobachtung des markierten Hautareals
- gegenüberliegende Hautareale in die Hautpflege mit einbeziehen
- Pflegeprodukte nur n. AV.: Lotionen, Puder
- Haut nur mit lauwarmem Wasser vorsichtig kurz waschen, trocken tupfen
- keine Nassrasur, kein Pflaster aufkleben, keine Injektionen
- weite, bequeme Kleidung aus Naturfasern
- bestrahlte Haut vor Sonneneinwirkung, Hitze, extremer Kälte schützen

Ergänzung

Derzeit sind keine validen Studien bekannt, die den Einsatz von Pflegeprodukten empfehlen. Hier wird jeweils die einzelne Pflegesituation betrachtet und mit dem Patienten besprochen. Weitere **Nebenwirkungen** einer Bestrahlungstherapie können Haarausfall, Dyspnoe, Knochenmarksdepressionen, erhöhte Infektanfälligkeit, Verdauungsschwierigkeiten und Strahlenkater (Übelkeit, Erbrechen, Müdigkeit, Appetitlosigkeit) sein.

12 Pflegesituation Bewegung

12.1 Beeinträchtigte körperliche Mobilität (P)

Wenn man sich nicht unabhängig und zielgerichtet in der Umgebung bewegen kann, besteht eine **beeinträchtigte körperliche Mobilität.**

Füllen Sie die rechte Spalte der Tabelle mit je zwei Beispielen aus.

Einflussfaktoren	Beispiele
Körperliche Faktoren	
Psychische Faktoren	
Soziokulturelle Faktoren	
Umgebungsbedingte Faktoren	

Tab. 12.1 Faktoren, die die körperliche Mobilität beeinflussen

12.1 Beeinträchtigte körperliche Mobilität (P)

Einflussfaktoren	Beispiele
Körperliche Faktoren	• Adipositas, kognitive Beeinträchtigungen, Schmerzen • Wenig Muskelmasse/-kraft, Kontrakturen, Medikamente • Entwicklungsverzögerung
Psychische Faktoren	• Angst • Depressive Stimmungen
Soziokulturelle Faktoren	• Kulturbedingte Einstellung zu altersgerechter Aktivität • Bewegungsarmer Lebensstil
Umgebungsbedingte Faktoren	• Fehlende Unterstützung durch die Umgebung (z. B. keine Hilfsmittel) • Beeinträchtigungen im Raum

Tab. 12.1 Faktoren, die die körperliche Mobilität beeinflussen

Ergänzung

Der Grad der Abhängigkeit kann anhand eines **Assessmentinstruments** bestimmt werden.
In der pflegerischen Praxis wird die teilweise oder vollständige Abhängigkeit im Bereich der Bewegung auch als **Immobilität** bezeichnet.

12 Pflegesituation Bewegung

12.2 Dekubitusentstehung

Um die **Dekubitusgefahr** und das Einleiten pflegerischer Maßnahmen richtig einschätzen zu können, ist es wichtig, über die Entstehung eines Dekubitus (Druckgeschwür, Plural: Dekubitus) Bescheid zu wissen. Das Einschätzen einer Dekubitusgefahr sowie das Einleiten pflegerischer Maßnahmen setzt die Kenntnis über den **Entstehungsmechanismus** voraus.

Erläutern Sie anhand der unten aufgeführten Begriffe die Entstehung eines Dekubitus.

Druck, Ödembildung, Dekubitus, Zeit, Ischämie, Durchblutungsstörung, metabolische Azidose, Schädigung des Kapillarendothels

12.2 Dekubitusentstehung

Durch **Druck** auf die Haut und die darunter liegenden Hautschichten über eine längere **Zeit** wird die Toleranz des Gewebes beeinflusst. Dies passiert besonders bei mangelnder Hautdurchblutung und knöchernen Vorsprüngen, die einen hohen Gegendruck zulassen. Das hat eine **Ischämie** (Minderdurchblutung des Gewebes) zur Folge, die sich auch in einer mangelnden Sauerstoffversorgung zeigt. Als Reaktion tritt eine **metabolische Azidose** auf, das **Kapillarendothel** wird **geschädigt.** Dadurch kommt es zu Flüssigkeitsverschiebungen, die sich in einer **Ödembildung** zeigen. Diese **Durchblutungsstörung** führt letztlich zu einem Druckgeschwür/**Dekubitus.**

Ergänzung

Die **Einteilung eines Druckgeschwürs** erfolgt in vier Stadien/Kategorien:

- I Hautrötung
- II Blasenbildung und Ablösung der Oberhaut
- III Hautdefekt bis zum Periost
- IV Hautdefekte mit Knochenbeteiligung
  oder keiner Kategorie zuordbar, Tiefe unbekannt
  oder vermutete tiefe Gewebeschädigung, Tiefe unbekannt

Individuelles Dekubitusrisiko einschätzen → K 118
Dekubitusprophylaxe → K 119

12 Pflegesituation Bewegung

12.3 Individuelles Dekubitusrisiko einschätzen

Ein **Dekubitus** ist ein **Druckgeschwür,** das durch anhaltenden Druck auf die Haut und die darunter liegenden Hautschichten oder durch Reibung entsteht. Viele Faktoren begünstigen die Dekubitusentstehung.

Lesen Sie sich das Fallbeispiel durch und markieren Sie alle relevanten Faktoren, die zu einer Dekubitusentstehung beitragen können. Erläutern Sie in diesem Zusammenhang den Einsatz der Braden-Skala.

Frau S. ist 82 Jahre alt und wurde wegen einer Lungenentzündung mit hohem Fieber in Ihrem Krankenhaus aufgenommen. Sie fühlt sich sehr müde und möchte das Bett nicht verlassen. Bei ihrer seit Jahren vorhandenen Belastungsinkontinenz Grad II hat sich Frau S. bisher mit Hilfsmitteln (Vorlagen) selbst versorgt. Die Patientin hat einen BMI von 18 und gibt ein reduziertes Durstempfinden an.

12.3 Individuelles Dekubitusrisiko einschätzen

Frau S. ist **82 Jahre** alt und wurde wegen einer Lungenentzündung mit hohem **Fieber** in Ihrem Krankenhaus aufgenommen. Sie fühlt sich sehr müde und **möchte das Bett nicht verlassen.** Bei ihrer seit Jahren vorhandenen **Belastungsinkontinenz Grad II** hat sich Frau S. bisher mit Hilfsmitteln (Vorlagen) selbst versorgt. Die Patientin hat einen **BMI von 18** und gibt ein **reduziertes Durstempfinden** an.

Die Braden-Skala ist ein Instrument zur Risikoeinschätzung und beinhaltet sechs Faktoren: 1. Sensorisches Empfindungsvermögen, 2. Feuchtigkeit, 3. Aktivität, 4. Mobilität, 5. Ernährung, 6. Reibung und Scherkräfte.

In Bezug auf das Fallbeispiel kann von einem Risiko für einen Dekubitus ausgegangen werden. Faktoren wie Alter, Fieber, herabgesetzte Motivation und der mögliche Flüssigkeitsmangel erhöhen das Risiko.

Bei Neugeborenen, Säuglingen und Kindern gelten weitere Risikofaktoren wie z. B. Unreife der Haut, mangelnde Wahrnehmung/Äußerung von Druckempfinden, medizinische Hilfsmittel, die Druck von außen auf die Haut ausüben.

Ergänzung

Formen der Harninkontinenz → K 145

BMI = Body-Mass-Index; Ernährungszustand einschätzen → K 85

Dekubitusprophylaxe → K 119

12 Pflegesituation Bewegung

12.4 Dekubitusprophylaxe

Eine wirkungsvolle **Dekubitusprophylaxe** erfolgt nach wissenschaftlichen Erkenntnissen und der individuellen Situation des Patienten. Grundlage dieser Erkenntnisse ist der vom DNQP herausgegebene **Expertenstandard.** Der Schwerpunkt liegt in der **Förderung der aktiven und passiven Bewegung.**

Füllen Sie die mittlere und die rechte Spalte der Tabelle aus.

Maßnahmen	Beispiele	Wirkungsweise
Förderung der aktiven und passiven Bewegung: Mobilisation, Positionswechsel, Bewegungsförderungsplan Hilfsmittel einsetzen Druckfördernde medizinische Hilfsmittel beachten		
Ernährung		
Hautpflege		

Tab. 12.2 Dekubitusprophylaktische Maßnahmen

Maßnahmen	Beispiele	Wirkungsweise
Förderung der aktiven und passiven Bewegung: Mobilisation, Positionswechsel, Bewegungsförderungsplan	Aufstehen zum Essen, 30°/135°-Positionierung Mikropositionierungen = minimale Positionswechsel Anreize zur Bewegung bieten	Druckreduzierung und -entlastung betroffener Hautstellen, regelmäßige Wechsel (Zeitfaktor), Verhinderung von Gewebeischämie mit Folgeschäden
Hilfsmittel einsetzen	Wechseldruck-/Weichpositionierungsmatratzen	
Druckfördernde medizinische Hilfsmittel beachten	Katheter/Sonden freilegen, Zu- und Abgänge druckfrei positionieren	
Ernährung	Ausgewogen, vitamin- und eiweißreich, mindestens 1,5 l Flüssigkeit/Tag	Grundlagen gesundheitsfördernder Ernährung
Hautpflege	Regelmäßig, vorsichtig, Haut gut abtrocknen, angepasste Hautpflege	Vermeidung hautirritierender Faktoren, natürlichen Säureschutzmantel aufrechterhalten

Tab. 12.2 Dekubitusprophylaktische Maßnahmen

Ergänzung

DNQP: Deutsches Netzwerk für Qualitätsentwicklung in der Pflege: www.dnqp.de

Hautpflegemittel → K 106

12 Pflegesituation Bewegung

12.5 Thrombosegefahr einschätzen

Unter einer Thrombose versteht man eine **Blutpfropfbildung** in einem (venösen oder arteriellen) Blutgefäß mit anschließender Behinderung der Blutzirkulation. Bei der Entstehung kommen verschieden Faktoren zusammen, die unter dem Begriff **Virchowsche Trias** bekannt geworden sind.

Füllen Sie die Spalten der Tabelle mit den unten stehenden Begriffen aus. Dopplungen sind möglich.

Gefäßwand	Blutströmung	Blutzusammensetzung

Tab. 12.3 Risikofaktoren für Thrombosen

Nikotin, Fieber, Verletzungen, Obstipation, Adipositas, Immobilität, Schwangerschaft, mangelnde Flüssigkeitszufuhr, Operationen, Varizen, Tumoren

12.5 Thrombosegefahr einschätzen

Gefäßwand	Blutströmung	Blutzusammensetzung
• Nikotin • Verletzungen • Adipositas • Schwangerschaft • Operationen	• Fieber • Obstipation • Adipositas • Schwangerschaft • mangelnde Flüssigkeitszufuhr • Immobilität • Varizen • Tumoren	• Nikotin • Verletzungen • Adipositas • Schwangerschaft • Operationen • Tumoren

Tab. 12.3 Risikofaktoren für Thrombosen

Ergänzung

Bei der häufig vorkommenden **Phlebothrombose** handelt es sich um eine tiefe Bein- und Beckenvenenthrombose.

Varizen = Krampfadern

Thromboseprophylaxe → K 121

12 Pflegesituation Bewegung

12.6 Thromboseprophylaxe

Pflegerische Maßnahmen beinhalten Informationen der Patienten zur Gesunderhaltung ihrer Gefäßwände und Maßnahmen zur **Erhaltung und Förderung des venösen Rückstroms.**

Ergänzen Sie die Textpassage mit den unten stehenden Begriffen.

Die Unterstützung kann durch _____, _____ sowie das Radfahren im Bett erfolgen. Dabei wird die Muskelpumpe zur Förderung des venösen Rückflusses aktiviert. Medizinische Thrombosestrümpfe (MTS) wirken _____ durch den Druck auf die oberflächlichen Venen. Nur wenn kein passender Strumpf vorhanden ist, kann mit _____ gewickelt werden. Die Thromboseprophylaxe kann durch _____ und eine ausreichende Flüssigkeitszufuhr (mindestens 1,5 l/Tag) ergänzt werden. Achten Sie auf Kontraindikationen.

Atemübungen, im Liegen, Bewegungsübungen, Kurzzugbinden, Treppensteigen

12.6 Thromboseprophylaxe

Die Unterstützung kann durch Bewegungsübungen, Treppensteigen sowie das Radfahren im Bett erfolgen. Dabei wird die Muskelpumpe zur Förderung des venösen Rückflusses aktiviert. Medizinische Thrombosestrümpfe (MTS) wirken im Liegen durch den Druck auf die oberflächlichen Venen. Nur wenn kein passender Strumpf vorhanden ist, kann mit Kurzzugbinden gewickelt werden. Die Thromboseprophylaxe kann durch Atemübungen und eine ausreichende Flüssigkeitszufuhr (mindestens 1,5 l/Tag) ergänzt werden. Achten Sie auf Kontraindikationen.

Ergänzung

Kontraindikation = Gegenanzeige

Kein Fußsohlendruck bei Patienten mit neurologischen Erkrankungen (Spasmusgefahr), **keine MTS bzw. Kompressionsverbände** bei Patienten mit schwerer Herzinsuffizienz und arteriellen Durchblutungsstörungen.

Die S3-Leitlinie „Prophylaxen der venösen Thromboembolie (VTE)“ der AWMF empfiehlt je nach Risikofaktor den Einsatz von thromboseprophylaktischen Maßnahmen (unabhängig von der Heparingabe).

AWMF = Arbeitsgemeinschaft der Wissenschaftlichen Medizinischen Fachgesellschaften: www.awmf.org

12 Pflegesituation Bewegung

12.7 Kontrakturgefahr einschätzen

Eine Kontraktur entsteht durch eine **Funktions- und Bewegungseinschränkung von Gelenken** mit Verkürzung von Bändern, Muskeln und Sehnen. Gelenkkapseln können schrumpfen und Gelenkflächen verwachsen. Die Folge ist eine irreversible schmerzhafte Gelenkversteifung. Kontrakturen können in Beuge-, Streck-, Abduktions- oder Adduktionskontrakturen unterschieden werden.

Nennen Sie drei Ursachen, die zu einer Kontraktur führen können.

12.7 Kontrakturgefahr einschätzen

- Verbrennung und Narbenbildung
- Ruhigstellungen von Gelenken, z. B. Gips
- Immobilität, z. B. bei bewusstseinsgetrübten oder komatösen Patienten
- Lähmungen, z. B. bei Apoplex, Paraplegien
- entzündliche, degenerative Gelenkerkrankungen, z. B. Arthritis, Arthrose

Ergänzung

Abduktion: Seitwärtswegführen eines Körperteils von der Körperachse in der Frontalebene
Adduktion: Heranführen eines Körperteils an die Körperachse
Kontrakturprophylaxe → K 123

12 Pflegesituation Bewegung

12.8 Kontrakturprophylaxe

Das **Ziel** einer Kontrakturprophylaxe ist die Erhaltung eines **physiologischen Bewegungsablaufs** und der **funktionellen Gelenkstellung.** Außer einer frühestmöglichen Mobilisation und regelmäßigen, am Krankheitsbild orientierten Positionierungen in physiologischer Mittelstellung sind insbesondere Bewegungsübungen angezeigt.

Erläutern Sie, was unter den folgenden Begriffen zu verstehen ist.

- aktive Bewegungsübungen
- assistive Bewegungsübungen
- resistive Bewegungsübungen
- passive Bewegungsübungen

12.8 Kontrakturprophylaxe

Aktive Bewegungsübungen: Der Patient führt die Bewegungen nach Anleitung selbstständig durch.
Assistive Bewegungsübungen: Der Patient führt die Bewegungen nach Anleitung und unter Hilfestellung des Pflegepersonals durch.
Resistive Bewegungsübungen: Der Patient führt die Bewegungsübungen gegen einen Widerstand durch.
Passive Bewegungsübungen: Das Pflegepersonal führt die Bewegungsübungen an den Gelenkbereichen des Patienten durch.

Ergänzung

Als **Spitzfuß** wird eine Streckkontraktur des Fußgelenks bezeichnet, welche u. a. durch den Auflagedruck einer Bettdecke bei bettlägerigen, immobilen Patienten auftritt und durch einen Bettbogen, Bewegungsübungen sowie das Erzeugen eines intermittierenden weichen Gegendrucks vermieden werden kann.
Isometrische Übungen trainieren das maximale Anspannen und Entspannen der Muskulatur, ohne die Gelenke zu bewegen. **Isotonische Übungen** fördern die aktive Bewegung der Gelenke durch den Patienten.

12 Pflegesituation Bewegung

12.9 Mobilisation und Hilfsmittel

Zur **Mobilisation** in der Pflege wird gezielt die Förderung der Bewegung durch Aktivierung der körperlichen Kräfte und der geistigen Fähigkeiten eines Patienten eingesetzt. Dabei können **Hilfsmittel** unterstützend verwendet werden.

Erläutern Sie fünf Beispiele, wodurch die Mobilisation eines Patienten unterstützt werden kann, und nennen Sie in diesem Zusammenhang ergänzende Hilfsmittel.

12.9 Mobilisation und Hilfsmittel

- Positionswechsel im Bett: atemunterstützende Positionen, Rücken-, Bauch-, 30°-/135°-Positionierungen, Unterstützung durch Kissen, Fußstützen, Knierollen
- Bewegungsübungen im Bett, Unterstützung durch Strickleitern, Aufrichter, Fußstützen
- Transfer zum Sitzen, Aufstehen, Unterstützung durch Kissen, Stühle, Strickleitern
- Unterstützung beim Fortbewegen bzw. Gehen mithilfe von Gehrädern, Rollatoren, Rollstühlen, Gehhilfen
- Aktivierung der geistigen Fähigkeiten durch Gespräche, Fragen, Spiele, Kommunikationshilfsmittel wie z. B. Schreibtafeln, Karten

Ergänzung

Unter Einsatz **kinästhetischer Konzepte** werden die Ressourcen des Patienten gefördert, seine Eigenständigkeit gestärkt und die Gefahr von Folgeerkrankungen, wie z. B. Thrombosen, Dekubitus oder Pneumonien, reduziert.

Kinästhetik – Grundannahmen und Konzepte → K 127

12 Pflegesituation Bewegung

12.10 Positionierungen und Positionswechsel

Jeder gesunde Mensch nimmt im **Liegen oder Sitzen** eine für ihn bequeme Position ein. Diese Lage wird unbewusst oder bewusst, im Schlaf ebenso wie im wachen Zustand regelmäßig gewechselt. Patienten, die in ihrer Bewegungsfähigkeit eingeschränkt sind, benötigen **Unterstützung.**

Füllen Sie die rechte Spalte der Tabelle aus.

Positionierung	Ziele
Physiologische Mittelstellung, weiche Fußstütze	
Oberkörperhochpositionierung, V-A-T-I-Positionierung, Drainage- und Dehnpositionierung	
Weich- und Hohlpositionierung, 30°-/135°-Positionierung, Bauch- und Rücken	

Tab. 12.4 Positionierungsarten

12.10 Positionierungen und Positionswechsel

Positionierung	Ziele
Physiologische Mittelstellung, weiche Fußstütze	Erhalt der Beweglichkeit und Funktion der Gelenke, Kontrakturprophylaxe
Oberkörperhochpositionierung, V-A-T-I-Positionierung, Drainage- und Dehnpositionierung	Atemerleichterung, Ventilation tiefer gelegener Lungenabschnitte, Sekretförderung, Pneumonieprophylaxe
Weich- und Hohlpositionierung, 30°-/135°-Positionierung, Bauch- und Rückenlage	Druckentlastung und -umverteilung, Dekubitusprophylaxe

Tab. 12.4 Positionierungsarten

Ergänzung

V-A-T-I-Positionierung, atemunterstützende Positionen → K 133

12 Pflegesituation Bewegung

12.11 Bobath-Konzept

Berta Bobath und Dr. Karel Bobath entwickelten in der zweiten Hälfte des 20. Jahrhunderts ein **Konzept,** welches Menschen mit Hirnschädigungen helfen soll, **physiologische Körperhaltungen** und **Bewegungsabläufe neu** zu **erlernen.** Dabei orientieren sie sich an den Ressourcen und Bedürfnissen der Patienten sowie an den physiologischen Bewegungsabläufen.

Nennen Sie vier Grundpfeiler des Bobath-Konzepts.

12.11 Bobath-Konzept

- Wahrnehmungsförderung
- Regulation und Normalisierung des Muskeltonus
- Anbahnung und Förderung der normalen Bewegung
- Frührehabilitation des Patienten
- Einsatz des Konzepts rund um die Uhr = 24-Stunden-Management durch das gesamte therapeutische Team

Ergänzung

Das Bobath-Konzept ist sehr umfangreich und differenziert. Sinnvollerweise müssen die Inhalte vertieft und kontinuierlich eingeübt werden.

Bobath-Initiative für Kranken- und Altenpflege: www.bika.de

Bobath-orientierte Körperwaschung → K 103

12 Pflegesituation Bewegung

12.12 Kinästhetik – Grundannahmen und Konzepte

Kinästhetik, die **Lehre von der Bewegung,** wurde Mitte der 1980er-Jahre von Frank Hatch und Lenny Maietta entwickelt. Die Konzepte beschäftigen sich mit dem natürlichen menschlichen Bewegungsablauf und haben das Ziel, die Effektivität einzelner menschlicher Funktionen darzustellen. Damit tragen diese Perspektiven zur Gesundheitsentwicklung von Pflegenden und Patienten bei.

Erläutern Sie die sechs Konzepte (Perspektiven), aus denen Bewegungsabläufe betrachtet werden.

12.12 Kinästhetik – Grundannahmen und Konzepte

1. **Interaktion:** Wechselspiel von Information und Reaktion menschlicher Bewegungen mit unseren Sinnen, Bewegungselementen (Raum, Zeit, Anstrengung) und Interaktionsformen
2. **funktionale Anatomie:** anatomische Grundlagen der Knochen, Muskeln bzw. Massen, Zwischenräume und deren Orientierung im Körper bzw. im Raum
3. **menschliche Bewegungen:** Haltungs- und Transportbewegungen von Bewegungsabläufen mit spiraligen und parallelen Bewegungsmustern
4. **menschliche Funktionen:** Grundpositionen sind einfache Bewegung am Ort und Fortbewegung als komplexe menschliche Funktion
5. **Anstrengung:** Ausmaß der Anstrengung (Zug, Druck), Richtung, zeitliche Funktion
6. **Umgebung:** Auswirkungen vorhandener Bewegungen auf menschliche Funktionen

Ergänzung

www.kinaesthetics.com

Hatch, F./Maietta, L.: Kinästhetik – Interaktion durch Berührung und Bewegung in der Krankenpflege, Frankfurt/Main, 2005.

12 Pflegesituation Bewegung

12.13 Pflegerische Unterstützung nach Amputationen

Ursachen für **Amputationen** können arterielle Durchblutungsstörungen, bösartige Tumoren, Traumen, Infektionen oder angeborene Gliedmaßenfehlbildungen sein. Entscheidend für die Krankheitsverarbeitung ist u. a. das Erleben eines akuten oder chronischen Krankheitsverlaufs sowie das Ausmaß der Amputationshöhe.

Beschreiben Sie vier Probleme, die z. B. nach einer Oberschenkelamputation auftreten können, und nennen Sie je zwei pflegerische Maßnahmen.

12.13 Pflegerische Unterstützung nach Amputationen

- irreversible Kontrakturen aufgrund falscher Haltung und Bewegung
  → Kontrakturprophylaxe, Frühmobilisation, Muskel- und Gehtraining
- postoperatives Wundödem aufgrund des Gewebetraumas
  → konisch geformtes Wickeln mit elastischen Spezialbinden, intermittierende erhöhte Positionierung, Messen des Stumpfumfangs
- Veränderung und Schädigung der Haut und Wundverhältnisse aufgrund starker Stumpfbelastung
  → aseptische fachgerechte Wundversorgung, Hautpflege, „Abhärten" (Bürstenmassagen, Abfrottieren, Wechselduschen) der ausgeheilten Stumpfhaut, regelmäßiger Stumpfstrumpfwechsel
- starke Schmerzen im Wundgebiet aufgrund Durchtrennung und Reizung von Nervengewebe
  → Schmerzassessment, individuelle pflegerische Interventionen, ausreichende Analgesie

Ergänzung

Es ist sinnvoll, frühzeitig mit einem Sanitätshaus bzw. Orthopädietechniker zusammenzuarbeiten. Der Patient erhält weitergehende Informationen und Unterstützung durch geeignete Hilfsmittel und beim Anpassen der Prothese.

12 Pflegesituation Bewegung

12.14 Umgang mit Fixateuren

Als **Fixateur externe** wird ein **äußerer Spanner** bezeichnet, der z. B. offene Frakturen mit Weichteilverletzungen von außen stabilisiert.

Erläutern Sie vier spezielle pflegerische Maßnahmen, die für Patienten mit einem Fixateur externe gelten.

12.14 Umgang mit Fixateuren

- abschwellende, druckfreie Positioniererung der betroffenen Extremität
- Abpolstern gefährdeter Hautareale (Haut- oder Nervenschädigungen durch die Bügel, Nägel, Positionierung), Verletzungsgefahr des Patienten reduzieren
- täglicher aseptischer Verbandswechsel
- Beobachten der Extremität auf Durchblutung, Motorik, Sensibilität, Entzündungszeichen der Nageldurchtrittsstellen, Hinweise auf Schmerzen
- Patienteninformation bzgl. geeigneter Kleidung, Bewegungsmöglichkeiten

Ergänzung

Generell ist eine individuelle und konsequente **Prophylaxe** gegen Thrombose, Dekubitus, Kontraktur, Pneumonie und Obstipation durchzuführen.

13 Pflegesituation Atmung

13.1 Unwirksamer Atemvorgang (P)

Ein- und/oder Ausatmung genügen nicht, um die Lungen ausreichend zu belüften. Dieser **unwirksame Atemvorgang** wird z. B. beeinflusst durch Angst, Schmerzen oder neurologische Schädigungen.

Nennen Sie fünf Merkmale, die Sie bei einem Patienten mit einer unwirksamen Atmung beobachten können.

13.1 Unwirksamer Atemvorgang (P)

- verminderte oder erhöhte Atemfrequenz pro Minute bei Erwachsenen (≤ 11 oder ≥ 24) oder bei Kindern (≤ 25 oder ≥ 60 – altersabhängig)
- veränderte Atemtiefe
- verminderte Vitalkapazität
- Nasenflügelatmung
- vermindertes Atemminutenvolumen
- Einsatz der Atemhilfsmuskulatur, z. B. durch einen Kutschersitz
- Atmen mit Lippenbremse

Ergänzung

Bei einer **Dyspnoe** handelt es sich um eine unangenehm empfundene erschwerte Atmung, z. B.

- Ruhedyspnoe = die Beschwerden treten bereits im Ruhezustand auf
- Orthopnoe = die Beschwerden bessern sich nur in aufrechter Körperhaltung und unter Einsatz der Atemhilfsmuskulatur
- Belastungsdyspnoe = die Beschwerden treten nur unter Belastung auf

Vitalkapazität: das nach maximaler Ausatmung eingeatmete maximale Atemvolumen

Atemfähigkeit einschätzen → K 131

13 Pflegesituation Atmung

13.2 Atemfähigkeit einschätzen

Die Beobachtung der Atmung eines Patienten kann durch Kenntnisse von Risikofaktoren individueller eingeschätzt werden. Als Unterstützung kann als **Assessmentinstrument** die **Atemskala nach Christel Bienstein** eingesetzt werden. Dieses Instrument errechnet eine mögliche bzw. vorhandene Atemgefährdung. Somit können gezielt pflegerische Maßnahmen geplant und durchgeführt werden.

Nennen Sie acht Risikofaktoren, die die Atemfähigkeit eines Patienten einschränken.

13.2 Atemfähigkeit einschätzen

- vorliegende Lungenerkrankungen
- bereits durchgemachte Lungenerkrankungen
- Immunabwehrschwäche
- manipulative orotracheale Maßnahmen
- Raucher/Nichtraucher
- Schmerzen
- Schluckstörungen
- Mobilitätseinschränkung
- lungengefährdender Befund
- Intubationsnarkose/Beatmung
- Bewusstseinslage
- ↓ Atemtiefe: oberflächliche Atmung
- erhöhte oder herabgesetzte Atemfrequenz
- Medikamente, die die Atmung dämpfen

Ergänzung

Weitere **Beobachtungskriterien** der Atmung: Atemrhythmus, -geräusch, -geruch, Sputum

Pneumonie- und Atelektasenprophylaxe → K 132

13 Pflegesituation Atmung

13.3 Pneumonie- und Atelektasenprophylaxe

Aus der Erfassung der Atemsituation eines Patienten sowie der Ermittlung relevanter Beobachtungswerte folgt eine individuelle **Planung und Durchführung adäquater Maßnahmen.**

Begründen Sie die Wirkung der nachfolgend aufgeführten speziellen pneumonieprophylaktischen Maßnahmen.

- V-A-T-I-Positionierung
- Kontaktatmung
- Brustwickel
- Inhalationen
- Vibrationen
- Atmen gegen einen Widerstand

13.3 Pneumonie- und Atelektasenprophylaxe

- **V-A-T-I-Positionierung:** Verbesserung der Belüftungssituation spezieller Lungenabschnitte mit Vergrößerung der Atemfläche und gezielter Sekretmobilisation
- **Kontaktatmung:** Atemübung zur Verbesserung der Lungenbelüftung, Förderung einer vertieften Atmung gegen einen Widerstand (Hände)
- **Brustwickel:** feuchtwarme Wickel oder Auflagen in Verbindung mit atemfördernden Substanzen wirken sekretverflüssigend und beruhigend
- **Inhalationen:** sekretlockernde und -verflüssigende Wirkung, können Zusätze enthalten (NaCl 0,9 %, Sekretolytika etc.)
- **Vibrationen:** Vibrationsgeräte und adäquate Positionierungen lösen Sekrete in den Atemwegen und erleichtern das Abhusten
- **Atmen gegen einen Widerstand:** verlängert die Phase der Ausatmung und das vertiefte Einatmen, wirkt ventilationsfördernd, z. B. Luftballon aufblasen, Atemtrainer

Ergänzung

Atemstimulierende Einreibung (ASE): Ziel ist primär nicht die Pneumonieprophylaxe, sondern das bewusste Wahrnehmen der Atmung; es kommt zum vertiefenden und beruhigenden Atemvorgang mit verbesserter Sauerstoffversorgung → K 134.

Allgemeinprophylaktische Maßnahmen: hygienisches Vorgehen, ausreichende Flüssigkeits- und Ernährungszufuhr, Mobilisation

13 Pflegesituation Atmung

13.4 Atemunterstützende Positionen

Eine **atemunterstützende Positionierung** kann mithilfe von Kissen erfolgen, die in der **V-, A-, T-** oder **I**-Form unter oder hinter den Oberkörper des Patienten gelegt werden. Damit werden ebenso wie bei einer **Dehnpositionierung** spezielle Lungenabschnitte vermehrt belüftet. Bei einer **erschwerten Atmung** oder einer Atemnot (Dyspnoe) werden andere Positionen, z. B. der **Kutschersitz,** eingenommen.

Lesen Sie sich das nachfolgende Fallbeispiel durch und beschreiben Sie Ihr pflegerisches Vorgehen.

Frau S., 81 Jahre, wird wegen einer Herzinsuffizienz im Krankenhaus behandelt. Sie ist in ihrer Mobilität eingeschränkt und benötigt Unterstützung bei Positionswechseln im Bett. Bei der Kontrolle der Vitalzeichen klagt die Patientin über eine erschwerte Atmung.

13.4 Atemunterstützende Positionen

- Ruhe und Sicherheit vermitteln
- Patientin eine (halb) sitzende Position einnehmen lassen
- Frischluftzufuhr, Patientin von beengender Kleidung befreien
- Atemhilfsmuskulatur unterstützen, Unterpolsterung der Arme mit Kissen
- Knierollen und Kissen entspannen die Streckung der Bauchdecke, ggf. Sitzbeinhöcker unterstützen, Fußende polstern, „Herunterrutschen“ vermeiden, Dekubitusprophylaxe
- ggf. Beintiefpositionierung, z. B. Herzbettpositionierung
- Atemtiefe, -frequenz, -rhythmus, begleitende Symptome beobachten, dokumentieren, weitergeben, ggf. Einsatz der „Lippenbremse“ beim Ausatmen
- bei Tachypnoe oder Unruhe der Patientin beruhigende Einreibungen (ASE) durchführen
- ggf. Sauerstoffgabe n. AV. (Vorsicht bei chronischen Atemwegserkrankungen!)

Ergänzung

Kutschersitz: Position, die bei erschwerter Atmung im Sitzen eingenommen wird. Der Oberkörper wird nach vorne gebeugt, die Ellenbogen werden auf den Oberschenkeln aufgestützt. Abgewandelt kann diese Position auch am Tisch (ggf. mit Kissen und darauf aufgestützten Armen) durchgeführt werden.

Atemstimulierende Einreibung → K 134

13 Pflegesituation Atmung

13.5 Atemstimulierende Einreibung (ASE)

Die **atemstimulierende Einreibung (ASE)** ist ein Angebot der **Basalen Stimulation®** und verhilft dem Patienten zu einer gleichmäßigen, ruhigen und vertieften Atmung. Sie wirkt wohltuend, entspannend, schlaffördernd und schmerzreduzierend und bietet wahrnehmungsgestörten Menschen Orientierung und eine verbesserte Körperwahrnehmung.

Nennen Sie fünf Faktoren, die – außer der korrekten Durchführung – die Wirkung einer ASE positiv beeinflussen.

13.5 Atemstimulierende Einreibung (ASE)

- störungsfreies Umfeld, angenehme Raumtemperatur
- innere Ruhe des Pflegenden, Zeit
- angenehme Position des Patienten
- warme Hände, keine Ringe oder Handschuhe
- Lotionen je nach Wunsch und Hautzustand des Patienten (z. B. W/O)
- Ausgangsrhythmus der Einreibung ist die ruhige Atmung des Pflegenden
- während der gesamten Einreibung besteht Körperkontakt
- Durchführung der Einreibungstechnik ca. 5- bis 8-mal
- Patienten danach die Möglichkeit geben, weiter zu ruhen

Ergänzung

Basale Stimulation® → K 73

Bienstein, C. et al.: Atmen, Stuttgart, 2000.

13 Pflegesituation Atmung

13.6 Sekretlösende Maßnahmen

Um eine ausreichende Belüftung der Lunge zu gewährleisten, ist es wichtig, vorhandene **Sekrete** zu **lösen** und den Patienten **beim Abhusten** zu **unterstützen.** Diese Maßnahmen beugen Infektionen und der Bildung von Atelektasen vor.

Ergänzen Sie die Textpassage mit den unten stehenden Begriffen.

Festsitzendes Sekret kann mit _____, Inhalationen und Vibrationen gelockert werden. Zusätzliche Positionierungen, Medikamente und eine ausreichende _____ unterstützen diese Maßnahmen. Im Vorfeld ist an eine _____ zu denken. Die Perkussions- und Vibrationsrichtung erfolgt immer von _____ und von außen nach innen. Bei einem guten Allgemeinzustand erfolgt die Positionsdrainage in der _____. Zum Abhusten erhält der Patient Zellstoff, eine Abwurfschale und anschließend die Möglichkeit der _____. Bei bewusstseinsgetrübten Patienten muss ggf. _____ werden.

Mundpflege, Quincke-Hängeposition, Atemhilfen, Schmerzprophylaxe, unten nach oben, abgesaugt, Flüssigkeitszufuhr

13.6 Sekretlösende Maßnahmen

Festsitzendes Sekret kann mit Atemhilfen, Inhalationen und Vibrationen gelockert werden. Zusätzliche Positionierungen, Medikamente und eine ausreichende Flüssigkeitszufuhr unterstützen diese Maßnahmen. Im Vorfeld ist an eine Schmerzprophylaxe zu denken. Die Perkussions- und Vibrationsrichtung erfolgt immer von unten nach oben und von außen nach innen. Bei einem guten Allgemeinzustand erfolgt die Positionsdrainage in der Quincke-Hängeposition. Zum Abhusten erhält der Patient Zellstoff, eine Abwurfschale und anschließend die Möglichkeit der Mundpflege. Bei bewusstseinsgetrübten Patienten muss ggf. abgesaugt werden.

Ergänzung

Quincke-Hängeposition, Drainageposition: erfolgt auf einem Pezzi-Ball bzw. in Bauchlage quer im Bett. Der Oberkörper wird ab der Mitte leicht nach unten gebeugt, die Arme werden auf einem niedrigeren Tisch abgelegt. Dies fördert das Abhusten durch den physiologischen Weg des Sputums. Häufige Indikation: Bronchiektasen.

13 Pflegesituation Atmung

13.7 Umgang mit apparativen Atemhilfen

Apparative Atemhilfen und **Atemtrainer** haben das Ziel, eine vertiefte Lungenventilation zu ermöglichen sowie festsitzendes Sekret zu lockern. Um die Durchführung zu gewährleisten, werden dem Patienten das Gerät und die Anwendung erklärt und er wird aufgefordert, die Übungen auszuprobieren.

Erläutern Sie, welche Informationen Sie einem Patienten zum Umgang mit einem SMI-Trainer *(sustained maximal inspiration)* geben.

13.7 Umgang mit apparativen Atemhilfen

- Der SMI-Trainer ist ein apparatives Hilfsmittel, das die lang anhaltende Einatmung fördert (Pneumonie- und Atelektasenprophylaxe)
- bequeme aufrechte Körperhaltung
- langsame Einatmung (Verteilung der Luft), anschließend Luft anhalten (Lunge wird besser belüftet), Ausatmung außerhalb des Geräts
- nach jedem Atemzug folgt eine Pause
- floworientierte Geräte: drei Bälle müssen in dem Gerät „hochgezogen“ werden
- volumenorientierte Geräte: zeigen das erreichte bzw. gewünschte Volumen an
- Übungen können ca. 5 × am Tag mehrmals hintereinander erfolgen, Patienten nicht überfordern
- Übungen können in der Häufigkeit je nach Befinden gesteigert werden, Ausgangsfrequenz nicht über 25 Atemzüge pro Min.

13 Pflegesituation Atmung

13.8 Absaugen von Atemwegssekret

Patienten, die aus eigener Kraft nicht abhusten können, werden **oral** oder **nasal** bzw. **endotracheal** abgesaugt. Die Maßnahme dient der Belüftung der Lungen und der Vorbeugung von Atelektasen und Infektionen.

Nennen Sie je zwei Kriterien hinsichtlich

- der Häufigkeit des endotrachealen Absaugens,
- der hygienischen Prinzipien und
- der Überwachungskriterien des Patienten.

13.8 Absaugen von Atemwegssekret

Häufigkeit: bei Sekret in den Atemwegen, das nicht selbstständig abgehustet werden kann (↓ Sauerstoffsättigung, Rasseln, ↑ Beatmungsdruck), z. B. auch nach sekretlösenden bzw. mobilisierenden Maßnahmen

Hygienische Prinzipien

- Händedesinfektion vor der Maßnahme
- Schutzhandschuhe beim Absaugen im oberen Rachenbereich bzw. steriler Handschuh an der katheterführenden Hand beim endotrachealen Absaugen
- einmaliger Gebrauch eines sterilen Absaugkatheters
- Kontamination der Umgebung vermeiden
- anschließendes Durchspülen des Systems

Überwachung

- Hautfarbe (Pulsoxymetrie), Kreislaufveränderungen (Puls, Blutdruck)
- Husten, Atmung, Würgen, Erbrechen (Magensondeninhalt)
- bei sedierten Patienten: Wachheitsgrad, Abwehrbewegungen
- bei wachen Patienten: psychische Situation, Angst

Ergänzung

Die Notwendigkeit des Absaugens bei **terminalem Rasseln** sollte sehr genau geprüft werden. Hier sind geeignete leichte Seitenpositionierungen oder die Gabe von Medikamenten, die die Sekretproduktion reduzieren, für den sterbenden Menschen schonender.

Grundlagen Palliativpflege → K 176, Symptomkontrolle → K 177

13 Pflegesituation Atmung

13.9 Umgang mit Sauerstoffflaschen

Sauerstoff (O_2) ist ein farbloses, geruchloses Gas. Es gilt in der Verabreichung als Arzneimittel (ärztliche Anordnung) und wird dem Patienten im Krankenhaus über zentrale Anlagen (Wandanschlüsse) oder dezentral über Sauerstoffflaschen zugeführt.

Nennen Sie vier Regeln im Umgang mit Sauerstoffflaschen und benennen Sie die Formel, anhand derer Sie den Sauerstoffvorrat einer Flasche errechnen können.

13.9 Umgang mit Sauerstoffflaschen

- absolutes Feuer- und Rauchverbot, keine direkte Sonneneinstrahlung oder Heizungswärme
- kein Einfetten oder -ölen der Ventile (Vorsicht bei eingefetteten Händen)
- kein Rollen, Durchschütteln, gewaltsames Öffnen der Flaschen
- Sicherung bzw. Halterung für die Flaschen verwenden
- Transport nur bei geschlossener Flasche und Schutzkappe
- Flaschen regelmäßig auf Funktion überprüfen

Berechnungsformel für den Vorrat einer Sauerstoffflasche
- Manometerstand × Rauminhalt der Sauerstoffflasche (z. B. 60 bar × 10)
- dividiert durch die zu verabreichende Literanzahl pro Minute (z. B. 3 l)
- ergibt die Dauer der Verabreichung des Sauerstoffvorrats in Minuten (= 200 Min.)

Ergänzung
Sauerstoff verabreichen → K 139

13 Pflegesituation Atmung

13.10 Sauerstoff verabreichen

Um die Atemluft eines Patienten mit **Sauerstoff (O_2)** anzureichern, können verschiedene **Hilfsmittel** eingesetzt werden. Die Auswahl ist abhängig von der jeweiligen Patientensituation und dem Erkrankungszustand.

Erläutern Sie, worauf beim Einsatz von Nasensonden, Sauerstoffbrillen und -masken zu achten ist.

13.10 Sauerstoff verabreichen

Nasensonden (mit Schaumstoffummantelung)
→ auf Schädigungen der Nasenschleimhaut bzw. Drucknekrosen achten

Sauerstoffbrillen (mit Schaumstoffummantelung)
→ nicht für Langzeittherapie einsetzbar, Nasenschleimhäute trocknen aus, Beeinträchtigung beim Riechen und Schmecken

Sauerstoffmasken
→ bedecken Nase und Mund, Einsatz meist kurzzeitig, Maske kann Engegefühl und Angst auslösen, schränkt Nahrungs- und Getränkeaufnahme sowie die Kommunikation ein
Beobachtungskriterien: Atmung, Hautfarbe, Puls, Blutdruck, Bewusstsein, Unruhe, Nasenschleimhäute.

Ergänzung
Sauerstoff muss immer angefeuchtet verabreicht werden, z. B. mit sterilem Aqua dest.
Umgang mit Sauerstoffflaschen → K 138

13 Pflegesituation Atmung

13.11 Umgang mit einem Tracheostoma

Bei einer **Tracheotomie** wird eine Öffnung der Luftröhre nach außen operativ angelegt **(Tracheostoma).** Dieses Stoma wird durch eine Trachealkanüle, durch die der Patient atmet, offen gehalten.

Lesen Sie sich das Fallbeispiel durch und beschreiben Sie, welche Informationen und Beratungsinhalte präoperativ angebracht sein könnten.

Herr M. ist 58 Jahre alt und soll in den nächsten Tagen aufgrund eines Kehlkopfkarzinoms eine Laryngektomie erhalten. Er ist sehr selbstständig und bemüht, an seiner Genesung mitzuarbeiten. Aus diesem Grund bittet Sie Herr M. um weitere Informationen im Umgang mit dem Tracheostoma nach seinem Krankenhausaufenthalt.

13.11 Umgang mit einem Tracheostoma

- selbstständige Pflege der oberen Atemwege (Absaugen, Schleimhautbefeuchtung)
- Luftfeuchtigkeit im Zimmer ca. 50 %, regelmäßig inhalieren (Infektionsprophylaxe)
- spezieller Schutz beim Duschen und Baden, Eindringen von Wasser in die Kanüle vermeiden, keine Seife oder Watte im Halsbereich verwenden, Nassrasur empfohlen
- tägliche Reinigung, Wechsel der Trachealkanüle und Beobachtung bzw. Pflege der umliegenden Haut
- Logopädie: Erlernen einer Ersatzstimme, Umgang mit einer Sprechkanüle
- eingeschränkte Geschmacks- und Geruchswahrnehmung – Wunschkost
- Diätberatung: Schlucktraining, Kostzusammensetzung
- weitere Informationen durch Selbsthilfeorganisationen, Rehabilitationsgruppen

Ergänzung

Beeinträchtigte verbale Kommunikation → K 75

13 Pflegesituation Atmung

13.12 Umgang mit Thoraxdrainagen

Thoraxdrainagen dienen der **Ableitung von Blut, Sekreten oder Luft** aus der Pleurahöhle. Die Kombination aus Schwerkraft, Sog und Wasserschloss verhindert eine Rückbeförderung der Substanzen.

Ergänzen Sie die Textpassage mit den unten stehenden Begriffen.

Die Pflege von Patienten mit einer Thoraxdrainage beinhaltet u. a. die Vorbeugung gegen _____ durch Atemübungen und atemerleichternde _____. Um eine ausreichende Mobilisation und Atemtätigkeit zu gewährleisten, sind ggf. _____ zu verabreichen. Die Thoraxdrainage sollte an einen kontinuierlichen _____ mit ca. 10–20 cm H_2O angeschlossen sein, die Schläuche dürfen nicht _____. Das Sekret wird auf _____, Farbe und Beschaffenheit beobachtet. Fehlendes Sprudeln oder hörbares Blubbern deutet auf einen _____ hin. Bei einem Herausrutschen der Drainage ist die Einstichstelle sofort mit einer sterilen Kompresse _____ zu verschließen.

Defekt im System, luftdicht, durchhängen, Analgetika, Infektionen, Menge, Sog, Positionierungen

13.12 Umgang mit Thoraxdrainagen

Die Pflege von Patienten mit einer Thoraxdrainage beinhaltet u. a. die Vorbeugung gegen Infektionen durch Atemübungen und atemerleichternde Positionierungen. Um eine ausreichende Mobilisation und Atemtätigkeit zu gewährleisten, sind ggf. Analgetika zu verabreichen. Die Thoraxdrainage sollte an einen kontinuierlichen Sog mit ca. 10–20 cm H_2O angeschlossen sein, die Schläuche dürfen nicht durchhängen. Das Sekret wird auf Menge, Farbe und Beschaffenheit beobachtet. Fehlendes Sprudeln oder hörbares Blubbern deutet auf einen Defekt im System hin. Bei einem Herausrutschen der Drainage ist die Einstichstelle sofort mit einer sterilen Kompresse luftdicht zu verschließen.

Ergänzung

Umgang mit apparativen Atemhilfen → K 136
Atemunterstützende Positionen → K 133
Umgang mit Drainagen → K 58

13 Pflegesituation Atmung

13.13 Umgang mit Dosieraerosolen und Pulverinhalatoren

Der Einsatz von Dosieraerosolen und Pulverinhalatoren mit Glucocorticoiden oder β-Sympathikomimetika erleichtert das Atmen. Sie werden zur lokalen Behandlung bei einer **chronisch obstruktiven Lungenerkrankung (COPD)** oder einem **Asthma bronchiale** eingesetzt.
Die Teilchengröße bei Pulverinhalatoren und Druckaerosolen liegt bei 3–10 μm, die Wirkorte sind die Trachea und die Bronchien.

Erläutern Sie den Unterschied und den Umgang mit

- Dosieraerosolen und
- Pulverinhalatoren.

13.13 Umgang mit Dosieraerosolen und Pulverinhalatoren

Dosieraerosol = Darreichungsform für ein AM zur Inhalation. **Aerosole** bestehen aus festen oder flüssigen Teilchen, die in einem Gas fein verteilt sind.

- Spray schütteln, Schutzkappe entfernen, ausatmen, Atem anhalten, Mundstück fest umschließen, langsam und tief einatmen und gleichzeitig durch Druck auf das Dosieraerosol einen Hub auslösen, Atem kurz anhalten und über die Nase ausatmen, ggf. anschließend den Mund spülen
- Spacer (Zusatzteil, wird auf Mundstück gesetzt) erhöht den Anteil der Aufnahme des AM

Pulverinhalatoren sind kleine mobile Inhalatoren, die ohne Treibgas mittels **Unterdruck** funktionieren. Die Geräte werden mit mehreren Einzeldosen befüllt, z. B. in Kapseln/Blisterfolien.

- AM korrekt in den Inhalator einsetzen, der Patient löst bei der Anwendung einen Mechanismus aus, der die Kapselhülle/Blisterfolie durchsticht und die Dosis freisetzt
- durch das Mundstück sehr kräftig einatmen, durch Unterdruck sofortige Wirkstofffreisetzung; Patient darf in das Gerät atmen; bei Inhalationen mit Glucocorticoiden: Mund danach ausspülen (Infektionsrisiko ↓)

Ergänzung

Patienten, die die Kraft für diese Verabreichungsform nicht aufbringen, erhalten ihre AM eher über Verneblersysteme → K 143.

13 Pflegesituation Atmung

13.14 Umgang mit Verneblersystemen

Medikamente, die zur Inhalation verwendet werden, können meist auch über Vernebler verabreicht werden. **Verneblersysteme** sind größere Apparate, die als **elektrische Düsenvernebler oder Ultraschallvernebler** funktionieren.
Säuglinge und Kleinkinder profitieren besonders von Inhalationen, die zur besseren Aufnahme über eine Maske verabreicht werden.
Die Teilchengröße bei Ultraschallaerosolen liegt bei 1–6 µm, Wirkort sind die Alveolen.

Lesen Sie sich das nachfolgende Beispiel durch und erläutern Sie, welche Informationen Sie den Eltern geben.

Die 2-jährige Marie wurde wegen einer chronischen Bronchitis stationär aufgenommen. Der Arzt verordnet 3 × täglich Inhalationen mit 2 Tropfen Sultanol® in 3 ml NaCl 0,9 %. Die Eltern möchten die Verneblung selbstständig durchführen.

13.14 Umgang mit Verneblersystemen

- Durch Ultraschallvernebler werden die Flüssigkeiten in Schwingungen versetzt, sodass ein sehr feiner Nebel entsteht, der eingeatmet wird.
- Der Nebel dient dem Anfeuchten der Atemluft und kann mit NaCl 0,9 % oder medikamentösen Zusätzen befüllt werden.
- Sultanol® (Salbutamol): AM zur Erweiterung der Bronchien (β_2-Sympathikomimetikum).
- Der Wirkstoff wird in NaCl 0,9 % aufgelöst (siehe Fachinformation). Vorbereitung und Befüllung des Geräts erfolgen durch Pflegefachpersonen.
- Das Kind kann auf den Arm genommen werden, der Vernebler wird eingeschaltet und bei Einsetzen des Nebels wird eine Maske knapp vor das Gesicht des Kindes gehalten (Abstand: 1–2 cm). Das Kind sollte ruhig und gleichmäßig atmen.
- Anschließend sollte das Kind etwas trinken, das Gesicht wird abgewaschen, um evtl. Ablagerungen zu beseitigen (bei älteren Kindern: Zähne putzen, Mund ausspülen).

Ergänzung

Reste in Inhalationsgeräten sind zu verwerfen (Verkeimungsgefahr), nach dem Gebrauch wird das Gerät zerlegt, gereinigt, getrocknet, ggf. desinfiziert.
Anleitung zur korrekten **Atemtechnik:** vertiefte, langsame Atmung, Dauer ca. 10 Min.

14 Pflegesituation Ausscheidung

14.1 Beobachtung der Urinausscheidung

Eine **beeinträchtigte** oder **gestörte Urinausscheidung (Miktion)** bei einem Patienten wird z. B. hervorgerufen durch einen Harnwegsinfekt oder einen anatomischen Verschluss (Obstruktion) der harnableitenden Wege. Beobachtungskriterien sind Miktionsverhalten, Harnmenge, Farbe, Aussehen, Geruch, spezifisches Gewicht und pH-Wert.

Beschreiben Sie die nachfolgenden Störungen:

- Dysurie
- Nykturie
- Pollakisurie
- Harnverhalt
- Restharn
- Harninkontinenz
- Oligurie
- Anurie
- Polyurie

14.1 Beobachtung der Urinausscheidung

- **Dysurie:** schmerzhaftes und/oder erschwertes Wasserlassen
- **Nykturie:** vermehrtes nächtliches Wasserlassen
- **Pollakisurie:** vermehrter Harndrang mit Entleerung kleiner Portionen (Gesamtmenge pro Tag bleibt gleich)
- **Harnverhalt:** Unfähigkeit, die gefüllte Blase zu entleeren
- **Restharn:** › 30 ml Harn bei Erwachsenen, der nach einer Miktion in der Blase zurückbleibt
- **Harninkontinenz:** unwillkürlicher Abgang von Urin
- **Oligurie:** Verminderung der Harnproduktion/-ausscheidung ‹ 500 ml/24 Std.
- **Anurie:** keine Urinausscheidung bzw. ‹ 100 ml/24 Std.
- **Polyurie:** gesteigerte Urinproduktion/-ausscheidung › 4 l/24 Std.

Ergänzung

Formen der Harninkontinenz → K 145
Harnverhalt → K 151

14 Pflegesituation Ausscheidung

14.2 Formen der Harninkontinenz

Eine funktionelle Harninkontinenz besteht, wenn es bei einem normalerweise kontinenten Menschen zu einem unwillkürlichen, nicht kontrollierbaren Abgang von Urin kommt, z.B. bei eingeschränkter Kognition oder Mobilität. Bei Störungen aufgrund der Speicher- und Entleerungsfunktion der Blase werden **verschiedene Inkontinenzformen** unterschieden.

Füllen Sie die mittlere und die rechte Spalte der Tabelle aus.

Inkontinenzformen	Merkmale	Ursachen
Überaktive Blase (Drang- oder Urgeinkontinenz)		
Belastungsinkontinenz (Stressinkontinenz) Grad I–III		
Neurogene Inkontinenz		
Überlaufinkontinenz		

Tab. 14.1 Unterschiedliche Inkontinenzformen

Inkontinenzformen	Merkmale	Ursachen
Überaktive Blase (Drang- oder Urgeinkontinenz)	Schwer unterdrückbarer, starker Harndrang Unfreiwilliger Urinabgang unmittelbar nach dem Bemerken des Harndrangs	Störungen im ZNS (gestörte Steuerung der Blasenentleerung); Apoplex, M. Parkinson Übererregbarkeit des Blasenmuskels; Reizzustände der Blase (Infektionen)
Belastungsinkontinenz (Stressinkontinenz) Grad I–III	Unkontrollierter Urinabgang bzw. erhöhter intraabdomineller Druck: Urinabgang beim Lachen, Niesen, Husten	Schwache Beckenbodenmuskulatur, z. B. durch Schwangerschaft, Östrogenmangel, Adipositas Operative Entfernung der Prostata
Neurogene Inkontinenz	Unfreiwilliger Urinabgang bei bestimmter Blasenfüllung, kein Harndrang	Neurologische Störung des Miktionszentrums im Rückenmark/sakralen Anteil, z. B. Lähmungen
Überlaufinkontinenz	Tröpfchenweise Urinverlust bei stark gefüllter Blase Große Restharnmengen	Abflussbehinderung am Blasenausgang/an der Harnröhre: Tumoren, Harnsteine, Prostatavergrößerung

Tab. 14.1 Unterschiedliche Inkontinenzformen

Ergänzung

Weitere Formen sind extraaurethrale Inkontinenz, Mischinkontinenz, Enuresis nocturna bei Kindern.

14 Pflegesituation Ausscheidung

14.3 Risikofaktoren und Inkontinenzschweregrade

Verschiedene Faktoren können dazu führen, eine Inkontinenz zu entwickeln. Neben den verschiedenen Formen der Harninkontinenz besteht auch eine Unterteilung nach Schweregraden gemäß der Deutschen Kontinenzgesellschaft.

Nennen Sie fünf Risikofaktoren für eine Inkontinenz und ergänzen Sie in der Tabelle die Merkmale der jeweiligen Schweregrade.

Schweregrade	Merkmale
Sporadisch	
Belastend	
Schwer	
Absolut	

Tab. 14.2 Schweregrade der Inkontinenz

14.3 Risikofaktoren und Inkontinenzschweregrade

Risikofaktoren, die die Inkontinenz fördern, sind z. B.

- physiologische Altersveränderungen
- Obstipation
- Harnwegsinfekte
- unzureichender Blasenverschluss
- eingeschränkte Mobilität/sprachliche Fähigkeiten/Orientierungsstörungen
- kognitive psychische Einschränkungen
- Medikamente

Schweregrade	Merkmale
Sporadisch	< 10 ml/h
Belastend	< 25 ml/h
Schwer	< 50 ml/h
Absolut	> 50 ml/h

Tab. 14.3 Schweregrade der Inkontinenz

Ergänzung

Für eine gezielte Planung der Pflegemaßnahmen wird ein zielgruppenspezifisches **Miktionsprotokoll** erstellt. Expertenstandard „Förderung der Harnkontinenz in der Pflege“: www.dnqp.de

Förderung der Harnkontinenz → K 149

14 Pflegesituation Ausscheidung

14.4 Stuhlinkontinenz (P)

Als Stuhlinkontinenz wird eine Veränderung des gewohnten Defäkationsmusters durch **unfreiwilligen Stuhlabgang** beschrieben. Viele Menschen schämen sich, über ihre Inkontinenz zu sprechen.

Nennen Sie fünf Merkmale, die auf eine Stuhlinkontinenz eines Patienten hinweisen.

14.4 Stuhlinkontinenz (P)

- Patient nimmt den Stuhldrang nicht wahr
- Patient kann Stuhldrang zwar wahrnehmen, aber nicht zurückhalten = unfreiwilliger Abgang
- Fäkalgeruch
- mit Fäkalien verschmutzte Kleidung
- gerötete Perianalhaut
- ununterbrochener Abgang von weichem Stuhl

Ergänzung

Stuhlinkontinenz wird in drei **Schweregrade** unterteilt:

I – leicht: unkontrollierter Abgang von Winden beim Husten/Lachen, Unfähigkeit, zwischen Abgang von Wind und dünnem Stuhl zu unterscheiden

II – mittel: Unfähigkeit, Stuhldrang und unkontrollierten Abgang von Winden, dünnem oder gelegentlich festem Stuhl zu unterdrücken

III – schwer: fester Stuhl und Winde gehen völlig unkontrolliert ab

14 Pflegesituation Ausscheidung

14.5 Auswirkungen der Inkontinenz

Inkontinenz wird von vielen Betroffenen als besonders belastende Situation und **Einschränkung ihrer Lebensqualität** angesehen. Die Folgen und individuellen Auswirkungen sind in der Betreuung dieser Patienten mit zu berücksichtigen, um gezielt Beratung und Unterstützung anzubieten.

Nennen Sie je zwei Beispiele aus den unten aufgeführten Kriterien, wie sich eine Inkontinenz auf den Betroffenen auswirken kann.

1. soziale Auswirkung
2. hygienische Auswirkung
3. psychische Auswirkung
4. körperliche Auswirkung

14.5 Auswirkungen der Inkontinenz

1. **soziale Auswirkung:** Isolation, Tabuthema, Abhängigkeitsgefühl, Angst vor Ablehnung, Probleme in der Partnerschaft (Sexualität)
2. **hygienische Auswirkung:** verschmutzte Kleidung, Bettwäsche, Geruchsbelästigung, Infektionsgefahr, Hautirritationen (Feuchtigkeit, Druck, Wärme)
3. **psychische Auswirkung:** eingeschränktes Selbstwertgefühl, Schuld-, Schamgefühle, Ärger und Wut oder Resignation oder depressive Verstimmungen
4. **körperliche Auswirkung:** Schlafstörungen, Blasenentzündungen, Dehydratation, Verwirrtheit, Obstipation aufgrund zu geringer Flüssigkeitszufuhr, Vermeidung von Bewegung (Angst vor dem Einnässen)

Ergänzung

Förderung der Harnkontinenz → K 149

Deutsche Kontinenz-Gesellschaft e. V.: www.kontinenz-gesellschaft.de

14 Pflegesituation Ausscheidung

14.6 Förderung der Harnkontinenz

Auf Grundlage der Identifikation von Risikofaktoren und dem Erstellen eines zielgruppenspezifischen Miktionsprotokolls wird nach eingehender Diagnostik ein individuelles Kontinenzprofil erstellt und pflegerische Maßnahmen geplant.

Erläutern Sie, was unter dem Begriff „individuelles Kontinenzprofil" verstanden wird.

14.6 Förderung der Harnkontinenz

Das individuelle Kontinenzprofil wird durch Miktionsprotokolle, Restharnbestimmung (n. AV.) etc. erstellt und gibt Aufschluss über die Kontinenz und somit den Unterstützungsbedarf des Betroffenen.

Kontinenz	Harnverlust	Unterstützungsbedarf
Vollständig	Nicht unwillkürlich	Keiner
Unabhängig erreicht	Nicht unwillkürlich	Keiner
Abhängig erreicht	Nicht unwillkürlich	Notwendig, z. B. Katheterismus, Toilettengänge
Unabhängig kompensiert	Unwillkürlich	Keiner, Betroffener ist selbstständig
Abhängig kompensiert	Unwillkürlich	Notwendig
Nicht kompensiert	Unwillkürlich	Notwendig, wird jedoch nicht in Anspruch genommen

Tab. 14.3 Individuelles Inkontinenzprofil

14 Pflegesituation Ausscheidung

14.7 Hilfsmittel bei Harninkontinenz

Die Information, Beratung und Anleitung beim **Umgang mit Hilfsmitteln** hilft den Betroffenen, ihre Selbstpflegefähigkeiten zu stärken und ihre Selbstständigkeit zu bewahren.

Erläutern Sie die nachfolgend aufgeführten Hilfsmittel und geben Sie Beispiele für ihren Einsatz.

1. Einlagen/Vorlagen
2. Inkontinenzhosen
3. Kondomurinale/Urinkollektoren
4. Vaginalkonen
5. Einmalkatheter
6. Klingelhose, -matte

14.7 Hilfsmittel bei Harninkontinenz

1. **Einlagen/Vorlagen:** aufsaugendes Material, für Männer (Penisfutteral) und Frauen, verschiedene Größen, Einsatz bei Belastungsinkontinenz Grad I–II
2. **Inkontinenzhosen:** aufsaugendes Material, verschiedene Größen, Gefahr der feuchten Kammer (Hautirritationen), Einsatz oft bei bewusstseinsveränderten, immobilen Patienten
3. **Kondomurinale/Urinkollektoren:** Silikon oder Latex, ableitendes System mit angeschlossenem Auffangbeutel, verschiedene Größen, z. B. bei Reflexinkontinenz
4. **Vaginalkonen:** bei mobilen und kooperativen Frauen mit leichterer Inkontinenz, werden in die Scheide eingeführt → beim Tragen unmittelbares Anspannen der Beckenbodenmuskulatur
5. **Einmalkatheter:** als intermittierender Selbstkatheterismus von den Betroffenen selbst, je nach Trinkmenge 3–4 × täglich, oft bei Reflexinkontinenz (wenn Triggern nicht möglich)
6. **Klingelhose, -matte:** Einsatz als therapeutische Maßnahme bei Enuresis nocturna (Einnässen im Schlaf bei Kindern)

14 Pflegesituation Ausscheidung

14.8 Harnverhalt (P)

Harnverhalt beschreibt eine **unvollständige Entleerung der Blase.** Merkmale sind eine Blasenüberdehnung, häufige, geringe oder fehlende Urinausscheidung und das Vorkommen von Restharn.

Lesen Sie sich das Fallbeispiel durch und beschreiben Sie vier pflegerische Maßnahmen, die den Harnverhalt des Patienten aufheben können.

Herr S. ist 38 Jahre alt und wurde wegen eines Kreuzbandrisses operiert. Mittlerweile sind 5 Stunden nach der Operation vergangen, der Patient klagt über Schmerzen im Unterbauch und die Unmöglichkeit, Wasser zu lassen. Sie palpieren eine volle, gespannte Blase.

14.8 Harnverhalt (P)

- Patienten zum Triggern (Beklopfen) der Blase auffordern
- Wasser laufen lassen
- Wärmflasche oder feuchtwarmen Wickel anbieten
- Einreiben der Blasengegend mit geeigneten ätherischen Ölen (Allergiegefahr beachten): Eukalyptus, Salbei, Rosmarin, Fenchel
- Einmalkatheterisieren
- Gabe eines Parasympathikolytikums n. AV.

Ergänzung

Wickel und Auflagen → K 190
Katheterisieren der Blase → K 153

14 Pflegesituation Ausscheidung

14.9 Uringewinnung

Die Gewinnung von Urin dient der **diagnostischen Untersuchung,** um pathologische Veränderungen zu erkennen. Dabei wird der Urin bzw. eine Probe in einem sauberen Behälter aufgefangen und ggf. im Labor weiter analysiert.

Ergänzen Sie die Textpassage mit den unten stehenden Begriffen.

Für Streifen-Schnelltestuntersuchungen, wie z. B. auf _____ und Eiweiß, reicht der _____ aus, der bei Kindern auch über Auffangbeutel gewonnen wird. Bei auffälligem Befund wird das _____ untersucht (Urinstatus). Eine Methode, um Urin hygienisch möglichst _____ zu gewinnen, ist der _____ nach vorheriger Intimpflege. Die _____ dient der Keimzahlbestimmung, -differenzierung und Resistenztestung gegen Antibiotika bei einem Verdacht auf bakterielle Infektionen. Auch bei liegendem Blasenkatheter oder durch eine _____ kann Urin gewonnen werden.

Glukose, Blasenpunktion, keimfrei, Urinkultur, Urinsediment, Spontanurin, Mittelstrahlurin

14.9 Uringewinnung

Für Streifen-Schnelltestuntersuchungen, wie z. B. auf Glukose und Eiweiß, reicht der Spontanurin aus, der bei Kindern auch über Auffangbeutel gewonnen wird. Bei auffälligem Befund wird das Urinsediment untersucht (Urinstatus). Eine Methode, um Urin hygienisch möglichst keimfrei zu gewinnen, ist der Mittelstrahlurin nach vorheriger Intimpflege. Die Urinkultur dient der Keimzahlbestimmung, -differenzierung und Resistenztestung gegen Antibiotika bei einem Verdacht auf bakterielle Infektionen. Auch bei liegendem Blasenkatheter oder durch eine Blasenpunktion kann Urin gewonnen werden.

Ergänzung

Katheterisieren der Blase → K 153

14 Pflegesituation Ausscheidung

14.10 Katheterisieren der Blase

Das Katheterisieren der Blase erfolgt über die Harnröhre in die Blase und kann über einen **Einmalkatheter** bzw. über einen **Blasendauerkatheter** erfolgen. Dabei ist im Besonderen auf ein aseptisches Vorgehen zu achten.

Erläutern Sie anhand einer Handlungskette das Legen eines Blasenkatheters bei einer erwachsenen Frau.

14.10 Katheterisieren der Blase

1. Information, Material zusammenstellen
2. Intimpflege durchführen (lassen)
3. Position: aufgestellte abgespreizte Beine (Intimsphäre beachten)
4. Hände waschen, desinfizieren, sterile Arbeitsfläche aufbauen
5. sterile Handschuhe anziehen (ggf. zweites Paar), Schlitztuch auflegen
6. Harnröhrenöffnung und Labien mit einer Pinzette und desinfektionsmittelgetränkten Tupfern reinigen, Ablauf und Einwirkzeit beachten
7. Katheter steril entnehmen (Pinzette, neuer steriler Handschuh), mit Gleitgel benetzt vorsichtig einführen, bis Urin fließt (Urin in Schale auffangen)
8. ca. 5 cm weiter vorschieben, Ballon mit 10 ml Aqua blocken, leicht zurückziehen (Widerstand spürbar)
9. Katheterende mit Auffangbeutel steril verbinden
10. Intimpflege, Patientin beim Anziehen, Positionieren unterstützen
11. Dokumentieren: Datum, Art, Kathetergröße, geblockte Menge, Besonderheiten

Ergänzung

Umgang mit einem Blasenkatheter → K 154

14 Pflegesituation Ausscheidung

14.11 Umgang mit einem Blasenkatheter

Harnwegsinfektionen gehören zu den häufigsten im Krankenhaus erworbenen **(nosokomialen)** Infektionen. Der liegende transurethrale oder suprapubische Blasenkatheter stellt an verschiedenen Stellen eine Eintrittspforte für Bakterien dar.

Nennen Sie acht wichtige Regeln, um bei Patienten mit liegendem Blasenkatheter das Risiko einer Infektion zu minimieren.

14.11 Umgang mit einem Blasenkatheter

- strenge Indikationsstellung, Silikonkatheter einsetzen
- streng aseptische Bedingungen, Händedesinfektion vor jeder Manipulation
- regelmäßige Intimpflege mit Wasser/Seife, Reinigung des transurethralen Katheters von der Harnröhre weg: 2 × täglich/nach jedem Stuhlgang
- Durchgängigkeit prüfen, Urin/Sekrete beobachten (Menge, Farbe, Beimengungen)
- Blasenkatheter nicht über Blasenniveau heben, Schläuche sollen nicht durchhängen oder abknicken, Beutel nicht auf den Boden legen (Information an mobile Patienten)
- Diskonnektionen vermeiden, beim Urinablassen Ablassvorrichtung desinfizieren (Handschuhe)
- Urinentnahme nur nach vorheriger Desinfektion der Punktionsstelle
- Patient soll ausreichend trinken (wenn erlaubt), mindestens 1,5 l/24 Std.
- Katheter so früh wie möglich entfernen, Wechsel abhängig von der Lage und dem Material (Latex nach ca. 5–7 Tagen, Silikon nach 3–6 Wochen)
- Blasentraining oder routinemäßige Blasenspülungen bei transurethralem Blasenkatheter sind obsolet, ggf. suprapubischer Katheter

14 Pflegesituation Ausscheidung

14.12 Suprapubischer Blasenkatheter

Das Legen eines **suprapubischen Blasenkatheters** (SPK) findet durch eine Punktion der Harnblase durch die Bauchdecke des Patienten statt und wird vom Arzt durchgeführt.

Erläutern Sie die Vorbereitung eines Patienten zum Legen eines suprapubischen Katheters und nennen Sie geeignete pflegerische Maßnahmen in den ersten Tagen.

14.12 Suprapubischer Blasenkatheter

Vorbereitung

- Patienten zum Trinken auffordern, ggf. Infusionen n. AV. verabreichen (Blasenfüllung ≥ 350 ml – Ultraschallkontrolle)
- Patienteninformation, Material zusammenstellen, Patienten postionieren (lassen)
- Bauchdecke ggf. rasieren
- Assistenz bei der Durchführung, Anschluss an den Katheterbeutel
- Verband

Nachsorge

- Beobachtung der Urinausscheidung: Menge, Farbe, Beimengungen, Begleitsymptome, z. B. Schmerzen
- Beobachtung der Punktionsstelle auf Infektionszeichen, regelmäßiger Verbandswechsel
- Patienteninformation zum Umgang mit dem liegenden Katheter
- Wenn Blasentraining möglich (n. AV.), wird der Patient zum Trinken angehalten, der Katheter abgeklemmt, die Ausscheidung erfolgt über die Harnröhre, Restharnbestimmung

Ergänzung

Umgang mit einem Blasenkatheter → K 154

14 Pflegesituation Ausscheidung

14.13 Obstipation (P)

Die **Obstipation** zeigt sich durch eine verminderte Defäkationsfrequenz und schwierige oder unvollständige Ausscheidung von hartem, trockenem Stuhl.

Nennen Sie fünf Ursachen, wie es zu einer Obstipation kommen kann.

14.13 Obstipation (P)

- Ignorieren des Stuhldrangs, unangemessene Toilettengewohnheiten
- ballaststoffarme Kost
- ungenügende körperliche Aktivität
- Fieber, Flüssigkeitsmangel
- psychische Faktoren: Stress, Angst, Angewiesensein auf Hilfe, Depression
- Adipositas, Schwangerschaft
- Darmerkrankungen: Hämorrhoiden, Abszesse, Tumoren
- Medikamente wie Opiate, Laxanzien (überdosiert, regelmäßig), Diuretika, Sedativa, Relaxanzien (postoperativ)

Ergänzung

Obstipationsprophylaxe → K 157

14 Pflegesituation Ausscheidung

14.14 Obstipationsprophylaxe

Die **Obstipationsprophylaxe** beinhaltet eine Reihe von pflegerischen Maßnahmen, die der **Anregung der Darmperistaltik** dienen.

Füllen Sie die rechte Spalte der Tabelle mit Beispielen aus und erläutern Sie die Durchführung der Kolonmassage.

Faktoren	Beispiele für Obstipationsprophylaxe
Ernährung/Trinkverhalten	
Bewegung	
Ausscheidungsgewohnheiten	
Umgebungsgestaltung	

Tab. 14.4 Faktoren, die eine Obstipation beeinflussen

14.14 Obstipationsprophylaxe

Faktoren	Beispiele für Obstipationsprophylaxe
Ernährung/Trinkverhalten	Ballaststoffreich, abführende Lebensmittel: Vollkornprodukte, Pflaumen, Gemüsesäfte, Kräuter, mindestens 1,5 l Flüssigkeit/24 Std.
Bewegung	Regelmäßig Sport, Spaziergänge, Gymnastik im Bett, Mobilisation
Ausscheidungsgewohnheiten	Nach Bedarf, ohne Zeitdruck, nicht pressen
Umgebungsgestaltung	Warme Toilette, kurze Wege, Schutz der Intimsphäre, Ruhe/Entspannung

Tab. 14.4 Faktoren, die eine Obstipation beeinflussen

Kolonmassage: mit der flachen Hand (Kinder: 3 mittlere Finger) mehrmals im Uhrzeigersinn (Kolonverlauf) ca. 5–10 Min., ggf. Massageöle verwenden (Fenchel-, Kümmel-, Kamillenöl)

Ergänzung

Alternativ kann auch ein feuchtwarmer Bauchwickel gemacht werden (krampflösend und verdauungsfördernd, Wickel und Auflagen → K 190).

14 Pflegesituation Ausscheidung

14.15 Klistiere und Darmeinläufe

Eine darmanregende und reinigende **Stuhlentleerung** kann mithilfe von **Klistieren** und **Darmeinläufen** erfolgen. Diese wirken über mechanische (Darmrohr), thermische (je kühler, desto anregender) und chemische Reize (Glyzerin, Salze).

Erläutern Sie anhand einer Handlungskette die Durchführung eines Reinigungseinlaufs vor einer Darmuntersuchung bei einem Erwachsenen.

14.15 Klistiere und Darmeinläufe

1. Patienteninformation, Material zusammenstellen, Raum vorbereiten
2. Position: flache Seitenlage links, leicht angezogene Knie, Intimsphäre schützen
3. Handschuhe, Bettschutz, Spitze des Darmrohrs mit Gleitmittel (z. B. Vaseline) versehen
4. abgeklemmtes Darmrohr unter leicht drehenden Bewegungen 10–20 cm einführen
5. Patienten auffordern, ruhig ein- und auszuatmen (Entspannung fördern)
6. Klemme öffnen, körperwarme Spülflüssigkeit (ca. 1–2 l) einlaufen lassen, dabei Sekretbeutel/Irrigator langsam ca. 50 cm über Patientenniveau anheben
7. Schlauch des Sekretbeutels/Irrigators abklemmen, wenn Patient die Flüssigkeit nicht mehr lange halten kann oder der Beutel leer ist
8. Darmrohr entfernen, Spitze mit Zellstoff umfassen, Material in Abwurfbehälter
9. Flüssigkeit soll so lange wie möglich gehalten werden
10. Nachsorge, Dokumentation

Ergänzung

Beim **Schwenkeinlauf** wird der Beutel/Irrigator nach Einlaufen der Spülflüssigkeit wieder unter Patientenniveau gehalten, die Flüssigkeit kann ablaufen. Die Prozedur wird so lange wiederholt, bis die Spülflüssigkeit bräunlich verfärbt ist.

14 Pflegesituation Ausscheidung

14.16 Darmspülungen

Darmspülungen können je nach Verabreichungsort nach **retrograden** (entgegen der normalen Darmpassage) und **orthograden** Spülungen (in physiologischer Richtung) unterschieden werden.

Ergänzen Sie die Textpassage mit den unten stehenden Begriffen.

Darmspülungen werden mit _____ Spülflüssigkeit als _____ Maßnahme zur Darmreinigung durchgeführt. Bei der _____ Spülung wird dem Patienten eine _____ gelegt, oder die Spülung erfolgt über einen Anus praeter. Bei der _____ Spülung wird ein _____ gelegt und an einen _____ bzw. Spülbeutel mit Ablaufvorrichtung angeschlossen. Beide Maßnahmen sind für den Patienten sehr kreislaufbelastend. Wenn sich der Patient in der Lage dazu fühlt, kann er auch eine Elektrolytlösung _____.

Darmrohr, trinken, präoperative, Irrigator, orthograden, 1–5 l, retrograden, Duodenalsonde

14.16 Darmspülungen

Darmspülungen werden mit 1–5 l Spülflüssigkeit als präoperative Maßnahme zur Darmreinigung durchgeführt. Bei der orthograden Spülung wird dem Patienten eine Duodenalsonde gelegt, oder die Spülung erfolgt über einen Anus praeter. Bei der retrograden Spülung wird ein Darmrohr gelegt und an einen Irrigator bzw. Spülbeutel mit Ablaufvorrichtung angeschlossen. Beide Maßnahmen sind für den Patienten sehr kreislaufbelastend. Wenn sich der Patient in der Lage dazu fühlt, kann er auch eine Elektrolytlösung trinken.

14 Pflegesituation Ausscheidung

14.17 Diarrhö (P)

Unter **Diarrhö** wird die Ausscheidung von **dünnflüssigem, unförmigem Stuhl** verstanden. Ursachen sind häufig infektiöse Prozesse, Medikamente, Bestrahlungen und Absorptionsprobleme.

Nennen Sie vier pflegerische Maßnahmen, die bei Patienten mit anhaltender Diarrhö durchgeführt werden.

14.17 Diarrhö (P)

- Beobachtung, Dokumentation von Menge, Konsistenz, Beimengungen, Farbe
- Beobachtung der Kreislaufsituation (Blutdruck, Puls, Temperatur) und des Flüssigkeitshaushalts (Trinkmenge, Hautstatus, Urin, Schwindel, Bewusstsein insbesondere bei Kindern) – evtl. bilanzieren, täglich wiegen
- Infektionsprophylaxe je nach Ursache (eigenes WC/Einzelzimmer)
- Bauchkrämpfe/-schmerzen: feuchtwarme Bauchwickel, Knierolle
- Pflege der Haut im Analbereich: weiches Toilettenpapier, feuchte Tücher, vorsichtige Waschungen, hautschützende Creme
- Flüssigkeitsersatz (Schwarz-, Pfefferminz-, Kamillentee), Elektrolytersatz, stopfende Lebensmittel (Bananen, Reis, rohe geriebene Äpfel) bzw. leicht verdauliche Speisen zum Nahrungsaufbau, Antidiarrhoika n. AV.

Ergänzung

Wickel und Auflagen → K 190
Bilanzieren, Gefahr eines Flüssigkeitsdefizits → K 88

14 Pflegesituation Ausscheidung

14.18 Stomapflege

Als **Stoma** wird eine **operativ geschaffene Öffnung** eines Hohlorgans zur Körperoberfläche bezeichnet. Ziel ist u. a. die Ableitung von Urin (Urostoma) oder Darminhalt (Enterostoma).

Lesen Sie sich das Fallbeispiel durch und beschreiben Sie Ihre pflegerischen Maßnahmen im Hinblick auf die Stomaanlage. Gehen Sie dabei insbesondere auf die von Ihnen ausgewählten Hilfsmittel ein.

Frau M. ist 42 Jahre alt und hat wegen einer entzündlichen Darmerkrankung eine Resektion von Dickdarmanteilen mit Anlage eines temporären Ileostomas im rechten Mittelbauch erhalten. Sie übernehmen die pflegerische Versorgung dieser Patientin in den ersten Tagen nach der Operation.

14.18 Stomapflege

- Beobachtung der parastomalen Haut auf Durchblutung, Entzündungszeichen, Hautveränderungen, Allergien
- Kontrolle der Stuhlausscheidung auf Menge, Häufigkeit, Aussehen
- Beobachtung des Stomas auf eine ausreichende Durchblutung, Anlage über Hautniveau 2–3 cm (prominent), rückläufiges Ödem
- Beobachtung des Reiters auf Beweglichkeit und der umliegenden Haut auf Druckstellen
- Stomaversorgung nach jeder Stuhlausscheidung: zweiteilige Systeme, Halteplatte und Ausstreifbeutel/Klammer aufgrund der anfänglich hohen Stuhlmenge
- Halteplatte verbleibt je nach Bedarf/Ausscheidungsmenge ca. 3–5 Tage auf der Haut, Hautunebenheiten können mit adhäsiven Pasten ausgeglichen werden
- Hilfsmittel: Schablonen (Bestimmung der Stomagröße), Haltegurte, Beutelüberzüge, Lösungen zum Entfernen von Kleberückständen, Produkte zur Geruchsvermeidung (Kohlefilter, Desodorantien)

Ergänzung

Ausscheidung bei einer Ileostomaanlage: anfangs 1–2 l, später 500–750 ml flüssiger, dünnbreiiger, aggressiver Stuhl pro Tag

Reiter: fixiert Darmschlinge bei doppelläufigem Stoma bis zur Einheilung in Bauchwand

Umgang mit einem Darmstoma → K 162

14 Pflegesituation Ausscheidung

14.19 Umgang mit einem Darmstoma

Die Anlage eines **Enterostomas** bedeutet für die meisten Menschen eine starke **Veränderung** ihrer **Lebensqualität.** Nur sehr langsam können sie sich an das veränderte Körperbild gewöhnen, um dann die Verantwortung für den Umgang mit dem Stoma zu übernehmen.

Lesen Sie sich das Fallbeispiel durch und beschreiben Sie, welche Informationen Sie dem Patienten geben.

Bei Herrn K., 64 Jahre alt, wurde aufgrund eines Rektumkarzinoms eine Amputation vorgenommen und ein permanentes Sigmoidstoma angelegt. Der Patient möchte die Versorgung seines Stomas selbst übernehmen. Er wünscht sich vor allem Informationen hinsichtlich seiner Ernährung und des Umgangs mit dem Stoma zu Hause.

14.19 Umgang mit einem Darmstoma

- saure, blähende, geruchserzeugende, fette, schwer verdauliche, scharfe Speisen meiden, sonst ist erlaubt, was vertragen wird (Ernährungsprotokoll)
- Material (ein-/zweiteilige Systeme) und Hilfsmittel vorstellen
- Hinweise zur Pflege und Beobachtung der parastomalen Haut, ggf. regelmäßige Rasur
- Hinweise zur Irrigation mit Unterstützung einer Stomatherapeutin oder eines Arztes
- Informationen bzgl. weiterer Beratungsmöglichkeiten (ILCO, Stomatherapeuten)
- Beruf/Freizeit: nichts Schweres heben (≤ 10–15 kg); Sport, Schwimmen möglich (Stomakappe), Rehabilitationsmaßnahmen
- Anleitung des Patienten zum selbstständigen Umgang mit dem Stoma

Ergänzung

Hilfsmittel, Stomapflege → K 161

Irrigation: zeitgleiche, tägliche Spülung (retrogrades Einbringen von max. 1,5 l körperwarmem Wasser) bei endständiger Sigmoidostomie. Ziel: ausscheidungsfreie Zeit (24–48 Std.), Reduktion von Darmgasen

ILCO: Selbsthilfegruppe der Ileo-, Kolo- und Urostomieträger: www.ilco.de

15 Pflegesituation Schlaf

15.1 Schlafstörung (P)

Schlafstörung bezeichnet eine **Unterbrechung der Dauer und Qualität des Schlafs,** die zu einer Beeinträchtigung im Alltag führt. Da die Folgen auch einen großen Einfluss auf die Genesung des Patienten haben, ist eine Anamnese der Schlafverhaltens und der beeinträchtigenden Faktoren hilfreich.

Nennen Sie fünf Merkmale, die auf eine Schlafstörung hinweisen, und erläutern Sie je drei Ursachen aus psychischer, physischer oder umgebungsbedingter Sicht.

15.1 Schlafstörung (P)

Merkmale: Beobachtbare Veränderungen, oder der Patient berichtet z. B. über Stimmungsveränderungen, verminderte Lebensqualität, Konzentrationsschwierigkeiten, Energiemangel, Einschlaf- und Durchschlafprobleme, zu frühes Erwachen.

Ursachen:

- psychisch: Angst, Depressionen, Trauer, Stress
- umgebungsbedingt: Lärm, Licht, Hitze/Kälte, Bettwäsche/Matratzen
- physisch: Schmerzen, Fieber, Dyspnoe, Husten, Übelkeit, Hormonschwankungen
- weiterhin: Medikamente, Stimulanzien, Alkohol

Ergänzung

Schlafstörungen zeigen sich auch an einem verringerten Anteil der Schlafphasen 3 und 4 bzw. der REM-Phasen – engl. *rapid-eye-movement* (rasche, ruckartige Augenbewegungen während der physiologischen 5. Schlafphase, Traumphase)

Schlafbeobachtung → K 164

Deutsche Akademie für Gesundheit und Schlaf (DAGS): www.dags.de

15 Pflegesituation Schlaf

15.2 Schlafbeobachtung

Während des Schlafs verändern sich einige **messbare** physiologische **Parameter;** die Atmung ist herabgesetzt, Blutdruck und Herzfrequenz sind vermindert. Die Einschätzung der Schlafsituation beruht aber auch auf den **Aussagen der Patienten** und der **Beobachtung des Schlafverhaltens.**

Nennen Sie

1. vier weitere messbare Parameter,
2. den Ablauf der Schlafzyklen und
3. die normale Schlafdauer von Säuglingen, Kleinkindern, Erwachsenen und älteren Menschen.

15.2 Schlafbeobachtung

1. **messbare Parameter:** Temperatur, Sauerstoffsättigung, Atembewegungen, Schnarchgeräusche, EEG (Elektroenzephalogramm), EMG (Elektromyogramm), EOG (Elektrookulogramm), EKG (Elektrokardiogramm), Ein- und Durchschlafverhalten
2. **Schlafzyklen:** 1. Einschlafphase, 2. leichter Schlaf, 3. vertiefter Schlaf, 4. Tiefschlaf/langsamer Schlaf, 5. REM- oder paradoxer Schlaf
3. **Schlafdauer:** Säuglinge – ca. 18–20 Std., Kleinkinder – ca. 12–14 Std., Erwachsene – ca. 6–8 Std., ältere Menschen – ca. 5–6 Std.

Ergänzung

Einschlafverhalten: Eine Einschlafstörung liegt vor, wenn man häufig mehr als 30 Min. zum Einschlafen benötigt.
Durchschlafverhalten: Eine Durchschlafstörung liegt vor, wenn man häufig mitten in der Nacht aufwacht und gar nicht oder erst nach längerer Zeit wieder einschläft.
Schlafstörungen → K 163

15 Pflegesituation Schlaf

15.3 Schlafördernde Maßnahmen

Eine **differenzierte Erfragung** von Schlafgewohnheiten, Schlafverhalten und Schlafstörungen hilft Pflegefachpersonen, gezielt Maßnahmen zur Unterstützung eines gesunden Schlafs einzuleiten.

Nennen Sie acht Maßnahmen bzw. Informationen, die das Schlafverhalten des Patienten positiv unterstützen.

15.3 Schlaffördernde Maßnahmen

- auf Ermüdungserscheinungen achten, schlaffördernde positive Gewohnheiten/Rituale übernehmen, nicht zwanghaft versuchen einzuschlafen
- warmes Bad wirkt schlaffördernd, Füße warm halten
- vor dem Einschlafen lesen
- zu üppige, schwer verdauliche Mahlzeiten, koffein- und alkoholhaltige Getränke vermeiden (eher warme Milch mit Honig, Kräutertee als Einschlafgetränk)
- tagsüber ausreichend bewegen, am Tag nicht schlafen
- autogenes Training, progressive Muskelrelaxation zur Entspannung
- für angenehme Temperatur sorgen, Licht-, Lärm- und Geruchsquellen ausschalten, Gebrauchsgegenstände in Reichweite stellen
- beruhigende Körperwäsche, Einreibungen bzw. Massagen anbieten
- bei der gewohnten Schlafstellung unterstützen

Ergänzung

Wichtig sind das Zuhören und das Wahrnehmen von Ängsten und Sorgen des Patienten sowie das Erkennen eines Informations- und Beratungsbedarfs. Schlafstörende Faktoren, die durch die Grunderkrankung oder die Einnahme von Medikamenten bedingt sind, sowie institutionelle Störfaktoren sind zu beachten.

15 Pflegesituation Schlaf

15.4 Umgang mit schlaffördernden Medikamenten

Viele Menschen nehmen bei Schlafstörungen **schlaffördernde Medikamente** ein. Die Ursache der Schlafstörung wird aber damit nicht behandelt. Auch verändert sich die Schlafqualität. In Institutionen (Altenheim/Krankenhaus) erfolgt oft ein **unreflektierter Umgang** mit schlaffördernden Medikamenten.

Lesen Sie sich das Fallbeispiel durch und erläutern Sie die wichtigsten Informationen, die Sie der Patientin im Hinblick auf den Umgang mit schlaffördernden Medikamenten geben würden.

Frau M. ist 71 Jahre alt und wurde wegen einer dekompensierten Herzinsuffizienz ins Krankenhaus eingeliefert. Hier liegt die Patientin in einem 3-Bett-Zimmer. Sie gibt an, die letzten Nächte sehr schlecht geschlafen zu haben. Alles sei so ungewohnt, und da sie sehr geräuschempfindlich sei, werde sie dauernd wach. Nun möchte Frau M. von Ihnen ein „ordentliches Schlafmittel" bekommen und über die Medikamente informiert werden.

15.4 Umgang mit schlaffördernden Medikamenten

- Leichte bis mittelstarke Medikamente sinnvoll bei Einschlaf- (Benzodiazepin-Analoga; ↓ Halbwertszeit) bzw. Durchschlafstörungen (z. B. Benzodiazepine).
- Bei starken Schlafmitteln (z. B. Barbiturate) besteht die Gefahr einer Atemlähmung bzw. ein hohes Abhängigkeitspotenzial.
- Nebenwirkungen: Abhängig von der Medikamentenstärke und Dauer der Einnahme kann es zu Unterdrückung der REM-Phase, Kumulation des Wirkstoffs, Entwöhnungsproblemen und paradoxen Wirkungen bei älteren Menschen (Euphorie) kommen.
- Bei einer zu hohen bzw. zu späten Einnahme (nach 21 Uhr) kann es zu Restwirkungen (Hangover) am anderen Morgen kommen, bis hin zu einer geschwächten Muskulatur → Sturzgefahr.
- Mit pflanzlichen Schlafmitteln beginnen: Baldrian, Hopfen, Passionsblume wirken beruhigend und schlaffördernd, Verabreichung als Tee, Tropfen, Disperts.

Ergänzung

Kumulation = Anhäufung

Schlaffördernde Maßnahmen → K 165

15 Pflegesituation Schlaf

15.5 Schlaffördernde Maßnahmen bei Kindern

Schlafstörungen bei Kindern haben oft einen gravierenden Einfluss auf die ganze Familie. Dabei handelt es sich nicht nur um Parasomnien, sondern meist um Einschlafstörungen des Kindes.

Lesen Sie sich das Fallbeispiel durch und beschreiben Sie Hilfestellungen, die Sie der Mutter geben würden.

Frau S. ist 27 Jahre alt, verheiratet und Mutter des 2-jährigen Max. Die Mutter berichtet Ihnen, dass Max seit seiner Geburt Einschlafprobleme hat und viel schreit. Daher hat sie sich entschlossen, das Kind mit im elterlichen Ehebett schlafen zu lassen. Mit zunehmendem Alter des Kindes möchte die Mutter aber, dass Max in seinem Bett ein- und durchschläft, und fragt Sie um Rat.

15.5 Schlaffördernde Maßnahmen bei Kindern

- Rituale einführen: fester Zeitplan, feste Schlaf-wach-Zeiten
- regelmäßiger abendlicher Ablauf, z. B. Körperpflege durchführen, Getränk verabreichen, ein Spiel spielen oder eine Geschichte vorlesen, weiteren Bitten nicht nachgeben
- abendliche Aktivitäten, die munter machen, vermeiden
- Lieblingsspielzeug mit ins Bett legen
- abgedunkelter Raum ohne störende Geräusche
- bei anhaltendem Schreien kurz nach dem Kind sehen, aber nicht mit dem Kind reden oder es aus dem Bett holen, bei weiterem Schreien die Prozedur erst nach 5 Min., dann nach 10 bzw. 15 Min. wiederholen; die Zeiten jeden Tag um einige Minuten verlängern, das Kind nicht stimulieren
- Regeln einführen, z. B. die Tür geöffnet lassen, wenn das Kind im Bett bleibt (Kinder nicht einschließen)

Ergänzung

Parasomnien: Verhaltensstörungen während des Schlafs, beeinflussen ebenfalls die Schlafqualität, z. B. Schlafwandeln, Zähneknirschen, Albträume, nächtliches Einnässen.

16 Pflegesituation Schmerz

16.1 Akuter Schmerz (P)

Die Internationale Gesellschaft zum Studium des Schmerzes bezeichnet **akuten Schmerz** „als **unangenehme sensorische und emotionale Erfahrung,** die von aktuellen oder potenziellen Gewebeschädigungen herrührt oder mit Begriffen solcher Schädigungen beschrieben werden kann".
Akuter Schmerz kann einen plötzlichen oder allmählichen Beginn haben und leicht bis schwer sein. Das Ende ist vorhersehbar oder kann erwartet werden.

Nennen Sie fünf Merkmale, die auf eine akute Schmerzsituation hinweisen können.

16.1 Akuter Schmerz (P)

- Schmerzäußerungen oder auffälliges Verhalten; Stöhnen, Schreien, Seufzen
- Schon- und/oder Abwehrhaltung
- erhöhter Muskeltonus
- schmerzverzerrtes Gesicht
- Unruhe, Reizbarkeit
- vegetative Reaktionen: Schwitzen, Blutdruck- und Pulsveränderungen, veränderte Atemfrequenz, Pupillenerweiterung
- Teilnahmslosigkeit
- starke Selbstbezogenheit

Ergänzung

Eine Schmerzäußerung ist immer ernst zu nehmen, Schmerz ist subjektiv: „Schmerz ist das, was der Patient als Schmerz angibt, was er als Schmerz definiert“ (McCaffery, 1997).
Deutsche Gesellschaft zum Studium des Schmerzes: www.dgss.org
Expertenstandard „Schmerzmanagement in der Pflege bei akuten Schmerzen“: www.dnqp.de

16 Pflegesituation Schmerz

16.2 Chronischer Schmerz (P)

Im Unterschied zum akuten Schmerz tritt der **chronische Schmerz** konstant oder wiederholend und ohne ein erwartetes oder vorhersagbares Ende auf. Im Allgemeinen spricht man von einem chronischen Schmerz bei **mehr als 3 Monaten** Dauer. Schmerzfolgen haben Auswirkungen auf die gesamte Lebensqualität ***(total pain).***
Chronische Schmerzen lassen sich in stabile und instabile Schmerzsituationen einteilen und erfordern ein unterschiedliches Vorgehen. Hierbei ist es sinnvoll, einen Schmerzexperten hinzuzuziehen.

Nennen Sie je zwei physische, psychische, soziale und spirituelle Folgen von chronischen Schmerzen und erläutern Sie, wie es zu einer Chronifizierung kommen kann.

16.2 Chronischer Schmerz (P)

Folgen

- **physisch:** Appetit- und Schlaflosigkeit, Obstipation, Übelkeit, Erbrechen, Anorexie, Aktivitätsverlust, Bewegungseinschränkungen
- **psychisch:** Angst, Verzweiflung, Depression, Aggression, Unruhe und Nervosität, Fatigue
- **sozial:** Isolation, Veränderungen im Arbeitsleben, finanzielle Sorgen, familiäre Belastung
- **spirituell:** Auseinandersetzung mit Hoffnung, Sinnhaftigkeit, Leid, Glaubenskrisen, Religiosität

Chronifizierung

- Ursachen liegen häufig in einer unzureichenden Schmerztherapie, der Patient wird nicht ernst genommen, die Schmerzintensität unterschätzt.
- Analgetika werden erst bei Schmerzspitzen (Bedarf) gegeben, oder die Medikamente sind nicht ausreichend hoch dosiert.
- Kreislauf von Schmerz, Angst, Einsamkeit, Hoffnungslosigkeit wieder hin zum Schmerz.
- Es entwickelt sich ggf. ein eigenständiges Krankheitsbild, die Schmerzkrankheit.

Ergänzung

Expertenstandard „Schmerzmanagement in der Pflege bei chronischen Schmerzen“: www.dnqp.de

16 Pflegesituation Schmerz

16.3 Schmerzassessment

Ein **Schmerzassessment** benutzt Instrumente und Verfahren, um gezielt und systematisch den Schmerzzustand eines Menschen einzuschätzen. Ziel ist es, dass die Patienten ein angemessenes Schmerzmanagement erhalten, welches dem Entstehen von Schmerzen vorbeugt oder sie auf ein erträgliches Maß reduziert bzw. beseitigt.

Erläutern Sie den Ablauf eines Schmerzmanagements beginnend bei der Patientenaufnahme.

16.3 Schmerzassessment

1. Jeder Patient und Angehörige wird bei der Aufnahme gezielt nach Schmerzen gefragt.
2. Initiales Assessment: kurze, situationsbezogene Befragung nach Lokalisation, Intensität, Dauer sowie ggf. Qualität, akuten/chronischen Schmerz, stabile/instabile Situation.
3. Differenziertes Assessment: zielgruppenspezifisch, differenzierter, Schmerzgeschichte, psychosoziale Aspekte.
4. Wiederholung der Befragung bei aktuell nicht vorhandenen (aktuellen) Schmerzen in regelmäßigen Abständen.
5. Bei einer Intensität von › 3/10 NRS in Ruhe bzw. › 5/10 NRS in Bewegung (bzw. nach Wunsch des Patienten) Einholen einer ärztlichen Anordnung zur Medikation, unverzügliche Umsetzung, Umsetzung pflegerischer Maßnahmen.
6. Kontrolle der Wirkung je nach Verabreichungsart (oral: 60 Min., i.v.: 30 Min.).
7. Regelmäßige Verlaufskontrolle mit Einschätzung der unter Punkt 3 beschriebenen Kriterien, ansonsten Arztinformation.
8. Begleitend Patientenschulungen sowie ein individueller Pflege- und Medikamentenplan.

Ergänzung

Stabile Situation: Die Schmerzsituation wird als subjektiv akzeptabel und nicht verbesserungswürdig erlebt. Für Veränderungen wurden Präventionsstrategien besprochen.

Instabile Situation: Gesundheits- oder alltagsbezogene Krisen treten auf, therapiebedingte Komplikationen, Versorgungsbrüche und Lebensqualitätseinbußen werden deutlich.

NRS: Numerische Rating-Skala → K 171; Umgang mit Schmerzmedikamenten → K 173

16 Pflegesituation Schmerz

16.4 Schmerzskalen

Der Einsatz von Einschätzungsinstrumenten wie z. B. **Schmerzskalen** hat das Ziel, die **Schmerzintensität** sichtbarer und objektivierbarer zu machen. Dabei werden Schmerzen in Ruhe und bei Bewegung identifiziert. Auf dieser Grundlage können Maßnahmen geplant werden. Der Vorher-nachher-Vergleich der Skalen-Items verweist auf die Wirksamkeit der Maßnahmen.

Erläutern Sie Art und Einsatz von Schmerzskalen für die nachfolgenden Patientengruppen:

1. Neugeborene und Säuglinge
2. Kindergarten- und Schulkinder
3. wache, orientierte Erwachsene
4. ältere Menschen mit demenziellen Einschränkungen

16.4 Schmerzskalen

1. **Neugeborene und Säuglinge:** kindliche Unbehagens- und Schmerz-Skala (KUSS): Einschätzung der Intensität anhand von Beobachtungen, z. B. von Weinen, Gesichtsausdruck, Bein- und Rumpfhaltung, motorischer Unruhe, Atmung, Herzfrequenz etc.
2. **Kindergarten- und Schulkinder:** Wong-Baker-Gesichter- bzw. Faces-Pain-Skala: zeigen vom starken Weinen bis zum fröhlichen Lachen Gesichtsausdrücke in 6–8 Stufen, Einschätzung erfolgt durch begleitende Fragen
3. **wache orientierte Erwachsene:** VRS (Verbale Rating-Skala), NRS (Numerische Rating-Skala), VAS (Visuelle Analog-Skala): Skalen ermöglichen einen selbstständigen Gebrauch, sind mit Stufen bzw. Prozentzahlen gekennzeichnet; institutionell oder bei einzelnen Patienten sollte immer die gleiche Skala zur Verlaufskontrolle benutzt werden
4. **ältere Menschen mit demenziellen Einschränkungen:** BESD, BISAD, gleichzeitige Einschätzung nonverbaler Schmerzanzeichen, Ressource zur Fremdeinschätzung sind auch die Erfahrungen von Angehörigen

Ergänzung

Umgang mit Schmerzskalen, Schmerzassessment → K 170

BESD/BISAD = Skalen zur Beurteilung von Schmerzen bei Menschen mit Demenz

16 Pflegesituation Schmerz

16.5 WHO-Stufenschema

Das **WHO-Stufenschema** wurde 1986 ursprünglich für die medikamentöse Therapie von Tumorschmerzen entwickelt. Inzwischen gilt dieses Schema auch für die Behandlung oftmals chronischer Schmerzen als Standard. Die **Schmerzmedikation** erfolgt bedarfsorientiert, bei einigen Schmerzsituationen werden direkt Medikamente der Stufe 2 oder 3 gegeben. Zusätzlich werden **Begleitmedikamente** eingesetzt.

Füllen Sie die leeren und unvollständigen Felder der Tabelle aus.

Stufe	Art der Medikamente	Beispiele
Leichte Schmerzmittel (Stufe 1)	Nicht-Opioid-Analgetika	
(Stufe 2)		Tilidin, Tramadol, Codein (+ Nicht-Opioide)
(Stufe 3)	Starke Opioid-Analgetika + Nicht-Opioide	

Tab. 16.1 WHO-Stufenschema

16.5 WHO-Stufenschema

Stufe	Art der Medikamente	Beispiele
Leichte Schmerz-mittel (Stufe 1)	Nicht-Opioid-Analgetika	Acetylsalicylsäure, Paracetamol, Ibuprofen, Metamizol
Mittelstarke Schmerzmittel (Stufe 2)	Schwache Opioid-Analgetika + Nicht-Opioide	Tilidin, Tramadol, Codein (+ Nicht-Opioide)
Starke Schmerz-mittel (Stufe 3)	Starke Opioid-Analgetika + Nicht-Opioide	Fentanyl, Morphin, Buprenorphin, Hydromorphon (+ Nicht-Opioide)

Tab. 16.1 WHO-Stufenschema

Ergänzung

Erweitertes Stufenschema (Stufe 4): Bei einigen Schmerzsituationen sind invasive Methoden anzuwenden, wie z. B. peridurale und spinale Injektionen, periphere Lokalanästhesie oder chirurgische Eingriffe.

Adjuvanzien: Medikamente, die die auftretenden Nebenwirkungen der Analgetikatherapie behandeln, z. B. Laxanzien, Antiemetika

Co-Analgetika: Medikamente, die entweder eine eigene nozizeptive Wirkung haben oder die Wirkung von Analgetika verstärken, z. B. Kortikosteroide, Antidepressiva, Neuroleptika

16 Pflegesituation Schmerz

16.6 Umgang mit Schmerzmedikamenten

Um funktionelle Einschränkungen zu vermeiden, sollte die **medikamentöse Schmerztherapie** spätestens erfolgen, wenn die Schmerzintensität **in Ruhe bei › 3/10 NRS** und **bei Belastung › 5/10 NRS** liegt. Auch bei zu erwartenden Schmerzen sollte **präventiv** eine Analgetikagabe erfolgen.

Nennen und erläutern Sie fünf Regeln zur Verabreichung von Schmerzmitteln. Beschreiben Sie den Umgang mit Opioid-Schmerzpflastern.

16.6 Umgang mit Schmerzmedikamenten

1. **nach festem Zeitplan** – individuelle Wirkdauer der Medikamente und das Verabreichen ohne zeitlichen Verzug beachten
2. **individuelle Anpassung** der Analgetika/Dosistitration mit einer differenzierten Verlaufskontrolle, bei Bedarf Schmerzspitzenmedikamente einsetzen
3. **Begleitmedikamente** einsetzen: Adjuvanzien, Co-Analgetika
4. **nicht invasive Verfahren** bevorzugen – angestrebt wird die selbstständige Einnahme (oral) von bzw. der selbstständige Umgang (transdermal) mit Medikamenten durch den Patienten

Auswahl der Analgetika **nach dem WHO-Stufenschema: Opioid-Schmerzpflaster,** z. B. Durogesic® (Fentanyl)

- Aufbau des Spiegels dauert ca. 1,5 Tage (zusätzliche Analgesie), Wirkung ca. 72 Std.
- **Beachten:** Haare an betreffender Stelle abschneiden (nicht rasieren), auf trockene, fettfreie Hautstelle kleben, 30 Sek. andrücken, ggf. zusätzlich fixieren, **Pflaster nicht zerschneiden** (Ausnahmen im Beipackzettel), nicht ins Bestrahlungsfeld oder auf narbige, nässende, entzündete Haut kleben, Hitzequellen vermeiden (Heizkissen, Wärmelampen, Sonnenbäder, Sauna), Hautstelle jedes Mal wechseln, Pflasterwechsel nach 3 Tagen

Ergänzung

Dosistitration: Regulation der Dosis, bis ein möglichst optimales Ergebnis erreicht wird.

16 Pflegesituation Schmerz

16.7 Peripher wirksame schmerzreduzierende Maßnahmen

Pflegerische **schmerzreduzierende Interventionen** können verschiedene Ziele haben. Sie können die Schmerzentstehung herabsetzen und die Schmerzwahrnehmung beeinflussen. Dazu gehören Positionierungen, Massagen oder auch **physikalische Maßnahmen,** die bei Kindern und Erwachsenen eine Linderung bewirken können.

Nennen Sie Methoden, Wirkungen und Anwendungsgebiete von oberflächlichen Wärme- und Kälteanwendungen. Beachten Sie dabei mögliche Kontraindikationen.

16.7 Peripher wirksame schmerzreduzierende Maßnahmen

Wärmeanwendungen

- **Methode:** Wärmflaschen, Wickel, Auflagen, Bäder
- **Wirkung:** Erweiterung der Gefäße, ↑ Durchblutung, Entspannung der Muskulatur, sinkende Schmerzsensibilität
- **Anwendungsgebiet:** Rücken-, Muskelschmerzen, Krämpfe, Koliken, Gelenkbeschwerden
- **Beachte:** Hautirritationen, Verbrennungen vermeiden, Kreislaufbeschwerden bei Vollbädern, nicht auf bestrahlten Körperarealen oder bei Entzündungen anwenden

Kälteanwendungen

- **Methode:** Wickel, Umschläge, Eisbeutel, Gel-Packs
- **Wirkung:** Verengung der Gefäße, ↓ Durchblutung, Hemmung entzündlicher Stoffwechselprozesse, lokalanästhesierende Wirkung
- **Anwendungsgebiet:** Blutungen, Schwellungen, Prellungen, akute rheumatische Arthritis, Kopfschmerzen, Gelenkbeschwerden
- **Beachte:** Hautirritationen, Erfrierungen vermeiden, nicht bei peripher vaskulären Erkrankungen anwenden

Ergänzung

Wickel und Auflagen → K 190

16 Pflegesituation Schmerz

16.8 Zentral wirksame schmerzreduzierende Maßnahmen

Die **Beeinflussung der Schmerzwahrnehmung** kann durch verschiedene zentral wirksame Methoden erfolgen (Gate-Control-Theorie). Grundlegend ist die Gesprächsbereitschaft, um auch Informationsdefizite und Ängste zu reduzieren. Weiterhin können Maßnahmen, die der Entspannung dienen und das Wohlbefinden fördern, eingesetzt werden. Insbesondere bei Kindern haben sich ablenkende Maßnahmen als wirksam erwiesen.

Nennen Sie Methoden, Wirkungen und Anwendungsgebiete von ablenkenden und entspannungsfördernden Maßnahmen.

16.8 Zentral wirksame schmerzreduzierende Maßnahmen

Ablenkung

- **Methode:** Musik hören, (humorvolle) Videos, Fernsehbeiträge, (vor-)lesen, Imaginationsübungen (Gedankenreisen, Erzählungen), biografische Vorlieben
- **Wirkung:** veränderte Schmerzwahrnehmung bzw. -reduktion, Stimmungsaufhellung, ↑ Schmerztoleranz
- **Anwendungsgebiet:** leichte bis mittlere Schmerzintensität, ergänzend bei therapeutischen Interventionen, z. B. Punktionen, Injektionen, Verbandswechseln

Entspannung

- **Methode:** progressive Muskelrelaxation, autogenes Training, Meditation, Basale Stimulation®, z. B. ASE, beruhigende Waschungen (wirken auch peripher)
- **Wirkung:** physiologische Reaktionen (Normalisierung der Vitalzeichen, Muskelentspannung, ↓ Sauerstoffverbrauch, ↑ Schlafqualität), veränderte Schmerzwahrnehmung/Stressreduktion, Stimmungsaufhellung
- **Anwendungsgebiet:** leichte/mittlere Schmerzintensität, ergänzend bei chronischen Schmerzzuständen

Ergänzung

ASE = Atemstimulierende Einreibung → K 134

17 Pflegesituation Palliativpflege

17.1 Grundlagen Palliativpflege

Palliativmedizin und **Palliativpflege** sind die ganzheitliche und aktive Behandlung von Patienten mit einer progredienten, weit fortgeschrittenen Erkrankung und einer begrenzten Lebenserwartung zu der Zeit, in der die Erkrankung nicht mehr auf kurative Behandlung anspricht (WHO).

Erläutern Sie Ziele und Aufgaben der palliativen Pflege.

17.1 Grundlagen Palliativpflege

- Verbesserung bzw. Erhaltung der Lebensqualität in der letzten Lebensphase, Symptomkontrolle
- Rehabilitation bzw. Erhaltung der Selbstständigkeit bzw. der maximalen Leistungsfähigkeit, damit der Patient bis zum Tod so aktiv und kreativ wie möglich leben kann
- Betreuung des Patienten und seiner Angehörigen, Fürsorge durch ein interdisziplinäres Team (Pflegefachpersonen, Ärzte, Psychologen, Seelsorger etc.)
- Unterstützung der Angehörigen während der Erkrankung und beim Sterben des Patienten sowie in der Zeit danach (Trauerarbeit)
- psychosoziale und spirituelle Betreuung, Integration kultureller Besonderheiten, Aufbau einer vertrauensvollen Beziehung, Auseinandersetzung mit ethischen Fragestellungen
- Kooperation mit weiteren Institutionen/Diensten (Hospizen, Palliativstationen, ambulanten Palliativdiensten etc.)

Ergänzung

Die umfassende Betreuung, Fürsorge und Pflege schwerstkranker und sterbender Menschen bezeichnet der Begriff **Palliative Care.**

www.dgpalliativmedizin.de, Deutscher Hospiz- und Palliativverband e. V.: www.dhpv.de

Deutscher Kinderhospizverein e. V.: www.deutscher-kinderhospizverein.de

17 Pflegesituation Palliativpflege

17.2 Symptomkontrolle

Cicely Saunders, Vorreiterin der Hospizbewegung, formulierte vier **Kerngedanken** der Hospizidee. Dazu gehören die Aspekte, im Sterben nicht allein gelassen zu werden, letzte Dinge regeln zu können, Fragen stellen zu dürfen und im Sterben nicht an starken körperlichen Beschwerden leiden zu müssen.

Nennen Sie acht körperliche Beschwerden, von denen schwerstkranke und sterbende Menschen betroffen sein können und die Gegenstand pflegerischer Interventionen sind (Symptomkontrolle).

17.2 Symptomkontrolle

- Schmerzen
- Atemnot, Husten, rasselnde Atmung (terminales Rasseln)
- Obstipation, Darmobstruktion, Diarrhö
- Übelkeit, Erbrechen
- Harninkontinenz, Harnretention
- Mundtrockenheit, Dehydratation, Dysphagie
- Schlafstörungen
- Verwirrtheit, Angst, Unruhe
- Juckreiz (Pruritus)
- Kachexie, Appetitlosigkeit
- Exulzerationen
- Depressionen

Ergänzung

Cicely Saunders (1918–2005) war Krankenschwester, Sozialarbeiterin und Ärztin. Sie gründete 1967 das St. Christopher's Hospiz in London und gilt als Wegbereiterin der modernen Hospizbewegung.

17 Pflegesituation Palliativpflege

17.3 Sterbephasen

Elisabeth Kübler-Ross setzte sich als Ärztin und **Sterbeforscherin** intensiv mit Erfahrungen von sterbenden Menschen auseinander. Sie beschrieb ein **Modell,** welches das psychische Verarbeiten des nahenden Todes bei sterbenden Menschen in Phasen unterteilt.
Die Sterbephasen verlaufen nicht linear, sondern können auch Umwege oder „Rückläufe" beinhalten. Der Verlauf des Modells ist als beschreibend anzusehen, nicht als normativ vorgegeben. Die Prozesse sind jeweils individuell und treten auch bei Angehörigen ähnlich auf.

Nennen und erläutern Sie die Sterbephasen nach Kübler-Ross.

17.3 Sterbephasen

1. **Nicht-Wahrhaben-Wollen,** Isolierung, Verleugnung: Der Mensch befindet sich in einer Art Schockzustand und verleugnet die Erkrankung.
2. **aufbrechende Gefühle,** Zorn, Wut: Der Mensch hadert mit sich, seinem Schicksal und der Welt, zeigt starke negative Emotionen anderen gegenüber, Auflehnung, „Warum gerade ich?".
3. **Verhandeln:** Der Mensch verhandelt mit dem Schicksal, erkennt den bevorstehenden Tod als unvermeidbar an, wenn er eine „Gnadenfrist" und noch Zeit erhält.
4. **Depression:** Der Mensch lässt los, zeigt sich hoffnungslos, verschließt sich der Umwelt und trauert, er sieht deutlich seine Verluste.
5. **Zustimmung,** Annahme des bevorstehenden Todes: Der Mensch fügt sich und akzeptiert die Situation, er erfährt ein Maß an Frieden, hat aufgehört zu kämpfen.

Ergänzung

Die Psychotherapeutin **Verena Kast** bezieht ihre Forschungen auf **Trauerprozesse** im Allgemeinen. Aufgrund dieser Beobachtungen beschreibt sie vier Schritte: 1. Nicht-wahrhaben-Wollen, 2. aufbrechende Emotionen, 3. suchen, finden, sich trennen, 4. neuer Selbst- und Wertbezug.
Abschied und Trauer → K 51

17 Pflegesituation Palliativpflege

17.4 Terminale und finale Phase

Die **terminale Phase** umfasst die letzten Wochen, in denen die Aktivität des Menschen eingeschränkt ist. Sie lässt sich nicht immer klar von der **finalen Phase** abgrenzen, die durch eine Verschlechterung des Zustands in den letzten Stunden gekennzeichnet ist (Sterbephase).

Erläutern Sie Kennzeichen der finalen Phase und nennen Sie pflegerische Maßnahmen.

17.4 Terminale und finale Phase

Kennzeichen: Schwäche, zunehmende Schläfrigkeit, Bewusstseinsveränderung, ↓ Interesse an der Umwelt, ggf. Schmerzen, motorische Unruhe (Agitation), Angst, rasselnde Atmung, Dyspnoe, Mundtrockenheit etc.

Pflegerische Maßnahmen

- Absetzen aller unnötigen Medikamente n. AV. bzw. Reduktion irrelevanter Pflegemaßnahmen (z. B. Abführmaßnahmen) sowie von Transporten, Verlegungen
- Symptomkontrolle: regelmäßige Mundpflege, adäquate Analgesie, Unterstützung bei der Atmung etc.
- Einsatz basal stimulierender Maßnahmen
- ergänzende Pflegemaßnahmen (Aromatherapie, Wickel, Auflagen, Massagen, Einreibungen)
- beruhigende, angenehme Umgebung, nach Wunsch Einbezug der Angehörigen in pflegerische Maßnahmen, Gelegenheit zum Abschiednehmen geben, religiöse und spirituelle Wünsche berücksichtigen, den Menschen nicht alleine lassen

Ergänzung

Symptomkontrolle → K 177

17 Pflegesituation Palliativpflege

17.5 Versorgung Verstorbener

Die **Versorgung verstorbener Menschen** erfolgt nach dem Eintritt von sicheren Todeszeichen (biologischer Tod) nach Todesfeststellung durch den Arzt. Sie soll in Ruhe und unter Beachtung der Würde des Verstorbenen erfolgen.

Nennen Sie fünf Maßnahmen, die Sie im Umgang mit dem Verstorbenen beachten.

17.5 Versorgung Verstorbener

- organisatorische Aufgaben einleiten, der Verstorbene verbleibt mindestens noch 2 Std. auf der Station
- Versorgung des Verstorbenen, ggf. mit Integration der Angehörigen
  - Zu- und Abgänge (Katheter, Sonden, Infusionen etc.) entfernen
  - Verstorbenen waschen, positionieren, neu einkleiden
  - Schmuck entfernen (nach Wunsch der Angehörigen, dokumentieren)
  - Zahnprothese einsetzen, Augenlider schließen, Hände schließen, ggf. Kinnstütze unterlegen
  - Zimmer aufräumen, Umgebung angenehm gestalten: Blumen, Licht, Geruch
  - spirituelle oder religiöse Bedürfnisse des Verstorbenen und seiner Angehörigen beachten
- Angehörigen Zeit zur Verabschiedung geben, ggf. Verabschiedungsrituale einleiten, nach Wunsch Seelsorger holen
- Zeit nehmen für anschließende Gespräche und Betreuung der Angehörigen
- persönliche Sachen verwahren, an Ehepartner oder Eltern nach Dokumentation und Unterschrift aushändigen, an andere Angehörige nach Vorlage des Erbscheins
- Identifikationsnummer anbringen, Verstorbenen verlegen

18 Pflegetechniken

18.1 Blutzucker kontrollieren

Der **Zuckergehalt im Blut** kann durch eine herkömmliche venöse **Blutabnahme** oder durch Abnahme von **Kapillarblut** bestimmt werden. Letztere wird regelmäßig bei Patienten mit Diabetes mellitus durchgeführt. Kapillarblut lässt sich aus den Fingern oder dem Ohrläppchen gewinnen.

Lesen Sie sich das Fallbeispiel durch und erläutern Sie, wie Sie die Patientin zur selbstständigen Durchführung der Blutzuckerkontrolle anleiten.

Frau M. ist 69 Jahre alt und lebt allein. Sie wurde zur Einstellung eines Diabetes mellitus auf die Station aufgenommen. Über die Erkrankung und deren Folgen ist Frau M. bereits informiert und verfolgt interessiert die anfänglichen Blutzuckerkontrollen. Da die Patientin die Bestimmung des Blutzuckers zu Hause weiter durchführen soll, ist Frau M. bestrebt, diese Maßnahme zu erlernen.

18.1 Blutzucker kontrollieren

- Blutzuckergerät und Sticks erklären, Hinweise zur Lagerung (kühler, trockener Ort, keine direkte Sonneneinstrahlung), Kodierhinweise beachten
- Hände waschen lassen
- Gerät einschalten, Code-Nummer vergleichen, Teststreifen einführen
- Auswahl des Fingers (Punktionsstelle regelmäßig wechseln), ggf. Durchblutung anregen lassen (Massage, Finger erwärmen)
- seitliche Fingerbeere punktieren (Stechhilfe), Finger nicht ausquetschen, Blutstropfen ohne Druck auf das Testfeld des Sticks auftragen (ggf. Piepsen des Geräts abwarten)
- Einstichstelle mit einem Tupfer komprimieren
- angezeigten Messwert ablesen, notieren
- zu Arztbesuchen das Gerät ggf. mitnehmen und Werte abgleichen lassen

Ergänzung

Der Patient sollte schrittweise an die Messung herangeführt werden. Dabei ist er über die Messwerte und Abweichungen zu informieren. Diabetesschulungen unterstützen die Selbstständigkeit und Übernahme von Eigenverantwortung.

Insulinpen einsetzen → K 182

18 Pflegetechniken

18.2 Insulinpen einsetzen

Die **Verabreichung von Insulin** in das subkutane Gewebe kann zum einen durch eine herkömmliche **Spritze** erfolgen, mit der das Insulin noch aufgezogen werden muss. Zum anderen werden heute vermehrt Injektionshilfen eingesetzt, die eine integrierte Insulinpatrone enthalten. Dazu gehört der **Insulinpen.**

Lesen Sie sich das Fallbeispiel durch und erläutern Sie, welche Informationen Sie der Patientin zum Umgang mit dem Insulinpen geben.

Frau M. ist 69 Jahre alt und hat Diabetes mellitus, der mittlerweile gut eingestellt wurde. Sie wurde über die Erkrankung und ihre Folgen gut informiert. Auch die Blutzuckerkontrolle führt die Patientin selbstständig durch. Nun soll sie noch die Handhabung des Insulinpens erlernen.

18.2 Insulinpen einsetzen

- schrittweises Heranführen ans Thema, Diabetesberatung organisieren
- Information über Insulinpen, -patrone, -art, Nadellänge (abhängig vom Körperbau)
- Lagerung: Pen an kühlem, trockenem Ort, Insulin im Kühlschrank
- Einstellung der Insulinmenge am Dosierrad (Einheiten sichtbar), Verzögerungsinsulin durchmischen, Pen kippen
- Injektion immer zu einer bestimmten Uhrzeit am gleichen Körperteil, z. B. morgens in den Oberschenkel, abends in den Bauch
- Injektionsort unterschiedlich, täglich um ca. 1 cm (Spritzenkalender) versetzt
- Schutzkappe vom Pen entfernen, Spezialkanüle aufschrauben, Hautfalte abheben, Kanüle im 90°-Winkel einführen, Penknopf drücken, Insulin injizieren (im Sichtfenster erscheint die „0“), ca. 10 Sek. abwarten (Insulinverteilung), Nadel herausziehen
  - Nadel aus Pen herausdrehen, verwerfen (Kanülenabwurf)
  - Kappe wieder aufsetzen
- Austausch der Insulinpatrone erläutern

Ergänzung

Spritzenkalender: täglicher Wechsel der Injektionsstellen, um Schäden der Haut und des subkutanen Gewebes zu vermeiden. **Injektionsorte:** Bauch – eine Handbreit seitlich vom Bauchnabel, Oberschenkel – Vorder- und Außenseite

18 Pflegetechniken

18.3 Verhalten bei Blutzuckerentgleisungen

Diabetiker lernen in speziellen Schulungen, **Entgleisungen** ihres **Blutzuckers** frühzeitig zu **erkennen** und zielgerichtet zu **intervenieren.** Im Extremfall kann es zu einer Schocksituation oder einem Koma kommen.

Füllen Sie die leeren Spalten der Tabelle aus.

	Hypoglykämischer Schock	Hyperglykämisches Koma
Symptome		
Maßnahmen		

Tab. 18.1 Blutzuckerentgleisungen und Maßnahmen

18.3 Verhalten bei Blutzuckerentgleisungen

	Hypoglykämischer Schock	Hyperglykämisches Koma
Symptome	• Beginnt rasch mit Heißhunger, Tremor, Angst, Unruhe, Schweißausbrüchen, psychischen Veränderungen (Reizbarkeit, Verwirrtheit), Bewusstseinsveränderungen • Evtl. zerebrale Krampfanfälle oder neurologische Ausfälle, Kreislaufkollaps	• Beginnt langsam über Tage mit starkem Durst, Polyurie, Schwäche, Übelkeit, Erbrechen, vertiefter (Kussmaul-)Atmung, trockener Haut, ggf. Fieber, Bauchschmerzen • Ketoazidotisches bzw. hyperosmolares Koma
Maßnahmen	• Blutzuckerkontrolle • Gabe von rasch resorbierbaren Kohlenhydraten: Traubenzucker, Fruchtsäfte • Glukagon-Fertigampulle i. m. oder s. c. oder 10- bis 40 %ige Glukose i. v. n. AV.	• Kontrolle von Blutzucker, Elektrolyten, Blutgasanalyse etc. • Volumensubstitution i. v., ZVD-Kontrolle • Normalinsulin i. v. über Perfusor • Kaliumzufuhr; ggf. Bikarbonat • Heparin

Tab. 18.1 Blutzuckerentgleisungen und Maßnahmen

18 Pflegetechniken

18.4 Infusionen verabreichen

Infusionslösungen werden über **Schwerkraft** oder über **Infusionspumpen** verabreicht. **Spritzenpumpen** dagegen beinhalten oftmals Medikamente, die z. T. verdünnt über eine 50-ml-Spritze zugeführt werden. Je nach Lösung werden diese Systeme über periphere Verweilkanülen oder einen zentralen Venenkatheter angeschlossen.

Erläutern Sie pflegerische Maßnahmen bei der

- Vorbereitung,
- Verabreichung und
- Nachsorge von Infusionslösungen.

18.4 Infusionen verabreichen

- hygienische, aseptische, luftleere Zubereitung der Infusionssysteme unmittelbar vor der Verabreichung (Dosierung, Infusionsabfolge n. AV.), ggf. Anschluss von Bakterienfilter, Rückschlagventil, Konnektoren
  - Dokumentation, Etikettierung der zugespritzen Medikamente mit vollständigem Namen, Menge, Konzentration sowie Patientennamen auf dem Infusionssystem
  - lichtempfindliche Medikamente schützen (Überzug, lichtdichte Infusionsleitung)
  - mobile Patienten zum Umgang mit der Infusion anleiten
- Anschluss der Infusion, Applikationsart, -dauer, -ort beachten (n. AV.), sichere Fixierung
  - Infusionsablauf sicherstellen und überwachen
- Beobachtung des Patienten auf Unverträglichkeitsreaktionen bzw. Komplikationen während und nach der Verabreichung
  - Dokumentation
  - Systemwechsel nach Herstellerangaben, Standards, Hygienerichtlinien

Ergänzung

Umgang mit venösen Zugängen → K 55
Umgang mit Arzneimitteln → K 61
Aktuelle Hygienerichtlinien des Robert Koch-Instituts beachten: www.rki.de

18 Pflegetechniken

18.5 Injektionen verabreichen

Injektionen bezeichnen das **Einspritzen von sterilen Medikamenten** mittels einer Hohlnadel und einer Spritze in den Körper. Injektionen dürfen nach einer **Arztanordnung und -delegation** von Pflegefachpersonen verabreicht werden, wenn der Arzt sich von der Beherrschung der Injektionstechniken überzeugt hat und diese Gegenstand der Ausbildung waren. Grundlage muss eine schriftliche Anweisung mit Patientennamen, Art und Dosis des Medikaments sowie Art und Zeitpunkt der Verabreichung sein.

Erläutern Sie sechs Maßnahmen, die bei der Verabreichung einer Injektion zu beachten sind. Gehen Sie dabei vor allem auf die subkutane und intramuskuläre Injektion ein.

18.5 Injektionen verabreichen

- Regeln zum Umgang mit Medikamenten und Hygienevorschriften beachten
- geeignetes Material auswählen, Körperbau beachten (adipös, kachektisch)
- Brechampullen mit Tupfer vorsichtig öffnen (Selbstschutz)
- Aufziehkanüle verwerfen, kein „Recapping" (Verletzungs- und Infektionsgefahr)
- Luft aus der Spritze entfernen, Injektionskanüle aufsetzen
- Spritzentablett richten, leere Ampulle dazulegen, ggf. Patientenetikett
- bei Stechampullen Hilfsmittel benutzen: Überleitungskanüle, Belüftungskanüle
- subkutane Injektionen: wässrige, isotone Lösungen – Injektionsorte: z. B. Oberschenkel, unterhalb/seitlich des Nabels, meist keine Aspiration, Winkel abhängig vom Körperbau des Patienten
- intramuskuläre Injektionen: z. B. Analgetika, Depotpräparate – Injektionsorte: M. deltoideus, M. gluteus medius, M. vastus lateralis, Aspiration, senkrechter Winkel
- Unverträglichkeitsreaktionen beobachten
- Dokumentation

Ergänzung

Umgang mit Arzneimitteln → K 61

Recapping: Zurückführen der Kanüle in ihre Schutzhülle

18 Pflegetechniken

18.6 Blutentnahmen

Die **Entnahme von Blut** erfolgt aus diagnostischen Gründen. Dabei kann es sich um **arterielles, venöses** oder **kapilläres Blut** handeln, welches i. d. R. vom Arzt entnommen wird. Delegationen dürfen nur an speziell ausgebildete Pflegefachpersonen erfolgen.

Füllen Sie die mittlere und die rechte Spalte der Tabelle aus.

Punktionsart	Punktionsort	Indikation
Venöse Punktion		
Arterielle Punktion		
Kapilläre Punktion		

Tab. 18.2 Punktionsarten

18.6 Blutentnahmen

Punktionsart	Punktionsort	Indikation
Venöse Punktion	V. basilica, V. cephalica, V. mediana cubiti, Stirn-/Scheitelbeinvenen beim Säugling	Entnahme von Blutkulturen, Bestimmung von speziellen Blutwerten, z. B. Blutbild, Kreuzblutbestimmung
Arterielle Punktion	A. femoralis, A. radialis (meist aus liegendem Zugang)	Blutgasanalyse, evtl. Injektion von Röntgenkontrastmitteln
Kapilläre Punktion	Ohrläppchen, seitliche Fingerbeere, Ferse beim Neugeborenen	Blutgasanalyse, Blutzuckerbestimmung, Screening beim Neugeborenen (Stoffwechselerkrankungen)

Tab. 18.2 Punktionsarten

18 Pflegetechniken

18.7 Wundauflagen

In der **Versorgung von Wunden** werden heute vielfältige **Auflagen** benutzt. Sie dienen nicht nur als sterile Abdeckung und Träger von Medikamenten, sondern sind selbst therapeutisch wirksam. Sie werden im Rahmen eines Wundmanagements gezielt eingesetzt.

Erläutern Sie Kennzeichen einer primären und sekundären Wundheilung und geben Sie Beispiele für den Einsatz geeigneter Wundauflagen. Nennen Sie drei Wirkungen einer feuchten Wundbehandlung.

18.7 Wundauflagen

Primäre Wundheilung: geschlossene Wunde (glatte, adaptierte Wundränder durch Fäden, Klammern, Pflasterstreifen etc.): Sprühpflaster, Wundschnellverbände, Pflaster
Sekundäre Wundheilung: offene Wunde (Nekrosen, infizierte Wunden, fibrinbelegte, granulierte oder epithelisierende Wunden, feuchte Wundbehandlung je nach Wundart): Hydrogele, Alginate, Hydrokolloidverbände, Polyurethanschäume, semipermeable Transparentfolien
Anforderungen an eine moderne feuchte Wundbehandlung: Feuchthalten der Wunde, Schutz vor Keimen, Schutz vor Auskühlung, Aufnahme von überschüssigem Wundsekret, Sichern eines optimalen Wundmilieus

Ergänzung

Wundmanagement → K 57
Verbandswechsel → K 188

18 Pflegetechniken

18.8 Verbandswechsel

Verbandswechsel reduzieren die Infektionsgefahr von Wunden und haben das Ziel, die **Wundheilung** zu fördern. Unterschieden werden aseptische und septische Verbandswechsel. Sie erfolgen grundsätzlich nach sterilen Kautelen.

Nennen Sie fünf Prinzipien eines Verbandswechsels und erläutern Sie die Unterschiede zwischen einer aseptischen und einer septischen Wundversorgung.

18.8 Verbandswechsel

Prinzipien

- Vorgehen n. AV., Wundmanagement
- hygienische Prinzipien beachten
- aseptische Wunden vor septischen versorgen
- ggf. vorherige Analgesie
- geeignetes Material vorbereiten
- Non-Touch-Prinzip anwenden
- alten Verband abnehmen, Verkrustungen lösen, Wunde/Wundauflage inspizieren, Wundreinigung, Wundverschluss/Wundauflagen, Wundverband
- Nachsorge der Materialien
- Patienteninformation, Unterstützung bei Positionswechsel, Dokumentation

Aseptische Wunden (auch offen heilende Wunden): von innen nach außen reinigen
Septische (infizierte) Wunden: von außen nach innen reinigen

Ergänzung

Non-Touch-Prinzip: nie mit unsterilen Materialien die Wunde berühren, sondern mit sterilen Instrumenten und/oder sterilen Handschuhen arbeiten!
Wundrandschutz und **Hautpflege der Wundumgebung** beachten!
Wundmanagement → K 57, Wundauflagen → K 187

18 Pflegetechniken

18.9 Verbände anlegen

Verbände werden bei unterschiedlichen Indikationen angelegt. Sie können Wundauflagen fixieren, Gelenke und Extremitäten ruhigstellen oder Gefäße komprimieren.

Nennen Sie das Bindenmaterial und eine Indikation für die nachfolgend aufgeführten Verbände.

1. Bindenverband am Finger
2. Stumpfbandagierung nach Oberschenkelamputation
3. Gipsverband
4. Druckverbände am Unterschenkel
5. Tape-Verband

18.9 Verbände anlegen

1. **Bindenverband am Finger:** elastische Binde, ggf. Schlauchmullverband bei Verletzungen der Finger, Fingerkuppen bzw. nach chirurgischen Eingriffen
2. **Stumpfbandagierung nach Oberschenkelamputation:** elastische Binden, spezielle Stumpfwickel zur Ödemprophylaxe, konische Stumpfformung
3. **Gipsverband:** Gipsbinden (Longuetten), alternativ synthetische Stützverbände aus Kunststoff zur Ruhigstellung von Körperteilen bzw. nach Operationen, Frakturrepositionen, bei Entzündungen
4. **Druckverbände am Unterschenkel:** Kurz-/Mittelzugbinden zur Kompression von Gefäßen, z. B. Pütterverband
5. **Tape-Verband:** meist Pflasterstreifen zur Stützung und Entlastung von Gelenken bei Überlastung bzw. bei Schwäche des Kapsel-Band-Apparats, Muskelzerrungen

18 Pflegetechniken

18.10 Wickel und Auflagen

Wickel und **Auflagen** haben das Ziel, über lokale Zufuhr von Wärme oder Kälte in Kombination mit verschiedenen Zusätzen **Beschwerden** zu **lindern** und das **Wohlbefinden** zu **fördern.** Sie sollten in der Pflege in Absprache mit den Ärzten erfolgen und den Bedürfnissen des Patienten entsprechen.

Erläutern Sie

- den Aufbau von Wickeln und Auflagen und
- drei Indikationen für ihren Einsatz und Beispiele für die Anwendung.

18.10 Wickel und Auflagen

Aufbau

- Wickel: Einwickeln eines Körperteils mit Innen-, Zwischen-, Außentuch
- Auflagen: lokale Anwendung mit Kompresse, Waschlappen/Frotteetuch, Außentuch
- Innenteile dienen als Träger der Wirksubstanz, Außentücher der Fixierung
- Je nach Indikation können verschiedene Zusätze in Kombination mit kalten, warmen oder heißen Wickeln angewandt werden

Indikationen und Beispiele

- Obstipation, Bauchkrämpfe, Blähungen; z. B. feucht-heiße Bauchauflagen
- Verstauchungen, Prellungen, oberflächliche Thrombophlebitis, Sonnenbrand; z. B. Quarkauflagen
- Fieber; z. B. Wadenwickel
- Kopfschmerzen, Stress, Spannungszustände; z. B. Pfefferminzölkompresse
- Unruhe, Schlafstörung; z. B. Lavendelölkompresse
- Fieber (kalte Auflage), Bronchitis, Husten (warme Auflage); z. B. Zitronenbrustwickel

Ergänzung

Die Durchführung von Wickeln und Auflagen erfordert, besonders bei Kindern, Kenntnisse über Zusatzstoffe (z. B. ätherische Öle), deren Wirkungen und mögliche Nebenwirkungen.

18 Pflegetechniken

18.11 Laborparameter

Zur **Diagnostik** und **Therapiekontrolle** werden bei Patienten im Krankenhaus regelmäßig Körperflüssigkeiten im Labor untersucht, die z. B. aus Blutentnahmen, Urinausscheidungen oder Punktaten gewonnen werden. Pflegefachpersonen sind verantwortlich für die Vorbereitung, Organisation und ggf. Assistenz bei der Gewinnung des Materials.

Ordnen Sie den Oberbegriffen drei Beispiele einzelner Laborparameter (aus dem Blut) zu.

1. kleines Blutbild
2. Differenzialblutbild
3. Blutgerinnung
4. Blutgasanalyse
5. Elektrolyte
6. Nierenparameter
7. Entzündungsparameter

18.11 Laborparameter

1. **kleines Blutbild:** z. B. Erythrozyten, Hämoglobin, Hämatokrit, Leukozyten
2. **Differenzialblutbild:** z. B. Granulozyten: eosinophile, basophile, neutrophile; Lymphozyten, Monozyten
3. **Blutgerinnung:** z. B. Thrombozyten, Antithrombin, partielle Thromboplastinzeit, Quick-Test
4. **Blutgasanalyse:** z. B. pCO_2, pO_2, pH-Wert, *base excess*
5. **Elektrolyte:** z. B. Natrium, Kalium, Kalzium, Magnesium
6. **Nierenparameter:** z. B. Harnstoff, Harnsäure, Kreatinin
7. **Entzündungsparameter:** z. B. Blutsenkungsgeschwindigkeit, Blutkulturen, C-reaktives Protein

Ergänzung

Je nach Untersuchung und dem zu untersuchenden Material sind spezielle Auffangbehältnisse, Spritzen etc. vorzubereiten, Laborscheine auszufüllen und zu unterschreiben und der Transport ins Labor zu organisieren.

19 Lebenserhaltende Sofortmaßnahmen

19.1 Notfallmanagement

Notfälle sind **akute lebensbedrohliche Situationen** für die Patienten und können in allen Handlungsfeldern der Pflege vorkommen. Hier gilt es vor allem den Grund für den Notfall zu erkennen, die Notfallkette auszulösen und anhand klarer Handlungsleitlinien adäquat und schnell zu reagieren. Die kardiopulmonale Reanimation Erwachsener sollte nach den **Leitlinien der European Resuscitation Council (ERC)** erfolgen (2015).

Lesen Sie sich das folgende Fallbeispiel durch und beantworten Sie im Anschluss die aufgeführten Fragen.

Frau M. ist 72 Jahre alt und wurde wegen einer Herzinsuffizienz und Herzrhythmusstörungen ins Krankenhaus aufgenommen. Als Sie morgens in das Patientenzimmer (Einzelzimmer) kommen, um Frau M. bei der Körperpflege zu unterstützen, finden Sie die Patientin nicht ansprechbar vor.

1. Nennen Sie die ersten vier Maßnahmen nach dem Auffinden der Patientin bis zu Beginn der Herzdruckmassage.
2. Erläutern Sie den Ablauf von Herzdruckmassage und Beatmung.
3. Nennen Sie abweichende Rhythmen bei Säuglingen bzw. Kindern.
4. Nennen Sie zwei wichtige Notfallmedikamente und erläutern Sie deren Einsatz.
5. Beschreiben Sie Funktion und Einsatz eines Defibrillators.
6. Erläutern Sie Ihre Aufgaben bei der Assistenz zur Intubation.
7. Nennen Sie weitere organisatorische Maßnahmen nach der Verlegung der Patientin auf die Intensivstation.